生命樹

Health is the greatest gift, contentment the greatest wealth.
~Gautama Buddha

健康是最大的利益，知足是最好的財富。 ——佛陀

營養師教你

21天吃出瘦習慣

不挨餓、沒壓力，啟動原子習慣的3週3階段食譜，讓你終生享瘦

好食課營養師團隊　著

目錄

減重習慣融入生活，
健康瘦一輩子

蕭捷健 減重醫師／ISSN 運動營養專家

在當今社會，人們越來越注重健康和體重管理。然而，選擇正確的減重策略比盲目努力更加重要。《營養師教你 21 天吃出瘦習慣》是一本以實證醫學為基礎的書，由好食課營養師團隊精心撰寫。這本書深入淺出地闡述了各種流行的減重方法的利弊，並從實證醫學的角度解答了許多關於減重的常見迷思，最後還提供了三週美味減重計畫，遵循三原則，讓你成為自己的減重營養師！

選擇適合自己的減重飲食法很重要。隨著時間的推移，減重的飲食法也在不斷演變。上世紀九〇年代，低脂飲食法廣受推崇，結果大家增加了醣類攝取，效果不盡人意。接著，阿金飲食法以肉食為主興起後，又演變出生酮飲食法，提倡極低碳水化合物攝入，甚至發展出各種斷食法。

減重營養學一直在進行著翻天覆地的變化，從一個極端走向另一個極端。網路上的資訊琳瑯滿目，互相矛盾的也有，到底哪一個是真的？

本書將透過科學證據告訴你，哪些是迷思，哪些方法確實有效。例如：
· 生酮飲食或斷食是否有用？有什麼副作用？
· 是否可以完全不吃澱粉？

- 一天到底要喝多少水？
- 減重產品有用嗎？
- 益生菌對減重有幫助嗎？

我可以先告訴大家，減重不但能擊退糖尿病、高血壓，甚至能改善皮膚狀況，這都是有證據支持的。JJ 醫師曾經被診斷有糖尿病（血糖超過200），但透過調整飲食和減重，成功改善了自己的健康狀況和體態。

這本書提供了一套三週三原則美味減重計畫，為你量身打造最適合的飲食方案。讓你成為自己的營養師：

1. 聰明選食，吃對比例：從選擇高營養價值的食材開始，幫助你優化腸道菌群，培養燃脂體質。同時，教你如何在保持飽足的同時，減少不必要的熱量攝入。

2. 早少、午多、晚剛好：本書提供了實用的作息調整建議，強調充足的睡眠和科學的進食時間，以促進身體的自然代謝和減脂過程。

3. 運動加持，提升代謝：結合溫和而持續的運動，以增強肌肉、改善體態，並最大程度地提升身體的代謝率。

本書特別適合那些希望通過科學和營養學的方法來改變生活的人。無論你是正在尋找減重方法的新手，還是已經在這條路上奮鬥多年的人，這本書都將為你提供寶貴的見解和實用的建議。

在一個追求速效的世界中，這本書提醒我們，身體和健康是我們飲食和生活習慣的總和。把習慣融入生活，不刻意減重，才會健康瘦一輩子。

讓我們一起踏上正確的減重之路吧！

在飲食中找到平衡，
實現理想身材

高敏敏 營養師

　　在這個忙碌的時代，保持健康的身材成了許多人的共同目標。然而如果減重的方式過於極端，或是沒有建立在長期持續的控管下，除了容易復胖之外，身形也不一定好看，更有可能傷到身體！因此健康減肥和持續久遠的瘦身方式，正是營養師近年來非常注重推廣的事項。我們深知，瘦身並不只是一時的減重，更需要培養健康的飲食習慣和持續的努力。因此，我很高興向大家推薦這本書，它將成為大家實現長遠瘦身的可靠指南。

　　《營養師教你 21 天吃出瘦習慣》是由好食課營養師團隊精心編寫的一本獨特的書籍。多年來，好食課團隊一直致力於分享各類營養相關資訊，並協助許多人達成健康瘦身的目標。這次團隊將專業知識和經驗整理成冊，以便更好地與大家分享。

　　這本書不僅僅是一本減肥指南，更著重於長期且健康的不復胖飲食。減肥應該是一個可持續的過程，而不僅僅是短暫的努力。因此，在書中提供了科學而實用的建議，幫助培養瘦身的良好習慣，避免反彈效應，並分享了一系列美味而營養的食譜。無論是剛開始減肥，還是希望維持現有的身材，這本書都是寶貴的資源。

這本書的編寫過程非常注重科學性和實用性。好食課團隊成員，都是經過專業培訓的營養師，他們將自己的經驗和知識融入到每一頁的內容中。這本書不僅提供了豐富的理論知識，還包含了實際操作的建議和技巧。打開本書，將能學到如何合理選擇食材、調配飲食，以及管理你的食慾和飲食習慣。無論你的目標是減輕體重、塑造身材，還是改善整體健康，這本書都能提供你所需的支持和指導。

好食課營養師團隊讓健康減肥從一個艱難的任務，進而轉變為享受生活的過程。透過這本書，人人都可以學到如何在飲食中找到平衡，享受美味又營養的食物，同時保持身體的健康和活力。最終每個人都可以實現自己的理想身材，並以更健康的方式生活。

最後，我想向好食課營養師團隊致以最高的讚揚。他們的專業知識和熱情，讓他們不僅是優秀的營養師，還是出色的教育者和啟發者。他們的努力和奉獻精神將對讀者的生活產生積極的影響。

現在打開這本書，開始健康減肥之旅吧！這本書將成為瘦身路上的可靠伴侶，一起實現持久的瘦身成果。讓我們攜手前行，追求健康和幸福的生活。

祝大家瘦身路上健康快樂！

逐步改變小習慣，
打造易瘦生活

　　瘦身減重，擁有完美體態是每個人的夢想，也是永遠不敗的議題。網路上的減肥資訊那麼多，各個專家說法也都不一樣，有人說生酮飲食很好，也有人說生酮飲食有問題，要聽誰的呢？有人推崇間歇性飲食，也有人推崇減醣飲食，到底我該吃哪一種呢？而且不僅僅只是瘦身減重，瘦下來後更重要的是要如何維持良好體態，避免掉入溜溜球效應的復胖陷阱！

　　在這本書中，好食課營養師閱讀了無數文獻，也深入了解社群上各種減重方式的利與弊，破解各種減肥迷思，建立正確認知。並且根據過去的經驗設計了容易懂、好執行、輕鬆維持的減重方針，這本書不只是教你怎麼吃，更重要的是教你如何一步一步打造不會復胖的體質，只要每天有一點改變，就可以養成習慣、輕鬆維持好身材的減重模式。這本書也適合喜歡深入學習、自己調整安排的人，書中介紹了不少減重的原理，也讓你知道如何自己設定適合的減重目標與計畫。

　　這本書飲食融入了時下最夯的減醣飲食、間歇性斷食優點，同時設計了一系列符合生活作息的 21 天減重食譜，也特別提供了基礎食材概念與食譜替換食材，如果想要讓料理、菜色有更多變化，都可以參考書中的介紹，

自己微調、搭配出喜歡的食譜。

除了飲食外，書中也提到如何搭建起堅固的減重黃金三角，飲食、運動、睡眠，該如何安排運動才能提升效能？又要睡多久可以達到最佳提升代謝的效果？其實許多人減重不順，常常就是缺少了整體生活模式的考量，沒有把運動、睡眠因素考慮進去，不僅減得慢，更容易快速碰到停滯期。因此想成功減重，必須逐步改變你的生活習慣，這本書不是單單告訴你減重食譜，而是為你打造出易瘦體質與易瘦生活。

當你慢慢養成了好的瘦習慣，希望再來個終點前的加速衝刺，可以參考特別收錄，營養師帶你了解市面上常見的減肥保健食品，像是咖啡因、藤黃果、乳清蛋白等，這些保健食品的機制、劑量與服用的注意事項，讓你找出適合、安心又有效的商品。

讓我們一起花 21 天吃出一輩子受用的瘦習慣吧！

Chapter

01

養成不復胖的
瘦習慣

1-1

減重為什麼常常會復胖？
教你瘦體質的關鍵

絕大多數人畢生都在與脂肪對抗，希望能永遠維持完美體態，更重要的是不復胖。這裡我們要探討要瘦多少才適合你、減重期間的體重數字變化怎樣才最理想、如何才能不復胖等問題。

訂定你的瘦身目標

想瘦，但要瘦多少才合適？是減掉 10 公斤，還是體脂少 5% 呢？在此教你用簡單方式來設定目標。

每個人適合的理想體重不一樣。我們可以先計算自己的身體質量指數（Body Mass Index，BMI），如果已經是在健康體態，甚至在過瘦區段，就不建議特別減去體重，而是要重視肌肉量和體脂量，讓自己體態更好看。

當身體質量指數是在過重或是肥胖狀態，以 BMI 接近 20 為目標，用身高回算體重就是最合理與健康的瘦身目標。

以 160 公分女生為例，將瘦身的最終目標放在 48 至 52 公斤，身體質量指數為 18.7 至 20.3 間就是健康的體態，也有纖瘦的外型，而這數字其實是更接近於亞洲人的標準。

BMI 值的計算公式是以體重（公斤）除以身高（公尺）的平方（詳見下表）。不過表格中提到的 BMI 區間，是營養學教科書或衛生福利部提出的建議數據，但其實這個 BMI 指數是以非亞裔人種推算出來，這些非裔、高加索裔等非亞裔人種，普遍肌肉量、骨骼重量是高於亞裔人種，所以 BMI 的正常值是列在 18.5 至 24 之間，若亞裔人種以這數字做為標準，有可能會失準。

世界衛生組織（WHO）曾經針對亞裔人種發布 BMI 標準報告，其中在正常體位的上限標準從 24 下修至 22.9，代表只要超過 22.9 就是過重，超過 25 就可以判定為肥胖。

不過，要切記 BMI 和體重數字不是絕對，有些人具有正常的體重與

計算你的 BMI

BMI = 體重（公斤） / 身高²（公尺²）	< 18.5	過瘦
	18.5~24 （亞裔人種為 18.5~22.9）	健康體態
	24~27 （亞裔人種為 23~24.9）	過重
	≥ 27 （亞裔人種 ≥ 25）	肥胖

備註：身體質量指數不適用於經運動訓練，肌肉量較正常人多的運動族群

BMI，但沒有運動的結果會讓外型看起來鬆垮不精實，也有正常外型但具有三高問題的「泡芙人」。

所以依照體重設定目標只是最初步的方式，在減肥的過程中去觀察自己體態的變化才是最重要的，別陷入體重數字的迷思中。

另外，減重目標與減重計畫息息相關，像是要減多久、每天要少吃多少熱量、會不會低於基礎代謝率而造成代謝異常問題？

一般而言，減去 1 公斤的體脂約需要減少 7,700 大卡的熱量❶，同樣以 160 公分女生為例，初始體重若為 60 公斤，想瘦到理想的 50 公斤就要減去 10 公斤，也就是需要消耗 77,000 大卡的熱量。然而，女性的基礎代謝率較低，大約落在 1,200 至 1,500 大卡間，而以營養調查的結果，成年女性每天攝取熱量約落在 1,600 到 1,700 大卡，若不要低於基礎代謝率的狀態下，每天也只能減少 300 到 400 大卡，大約是減少一碗飯的熱量，這樣將近 20 天才會甩掉 1 公斤體脂，若要達到目標則會需要 200 天的時間。

女性基礎代謝率	1200~1500 大卡（健康減重時每日攝取熱量不建議低於基礎代謝率）
平均每日攝取熱量	1600~1700 大卡
每日可減少的熱量	300~400 大卡（約一碗飯）
減重 1 公斤所需時間	7700 大卡（1 公斤需要消耗的熱量）÷ 400 大卡（每日可減熱量）＝ 19.25 天

❶ 國內外營養學教科書皆以7,700大卡做為1公斤需要消耗的熱量，但近年來開始有學者提出不同的數學模型，甚至認為需要到15,000大卡才為1公斤。

將近 20 天只能減少一公斤？許多人看到這可能已經心涼了……

但別擔心！這是在單純只吃健康飲食的安全減重範圍，本書瘦習慣計畫還結合了運動與睡眠。運動能為你提升更多的代謝，這也是為什麼運動選手每個身材都那麼好的原因！每天改變一點點，養成運動習慣、改善睡眠，你就能瘦得更快，更容易達到目標。

所以，心中要有一個概念，**減重不只是飲食**，需要多管道一起進行，且不可操之過急，在設定減重目標時，若是需要瘦更多的情況下，要預期將花費更長時間，所以能養成好的習慣可以長期執行，**一直維持瘦的體態才是首要目標**。千萬不要為了想快速達到瘦身目標，而採取極端的減肥方式，健康、適當速度的減重才能避免未來復胖，或者是造成肌肉流失、體力不支等副作用的問題。

一週瘦幾公斤才健康？

數字的變化不只代表成效，也是支持我們繼續執行瘦習慣的關鍵。但是減肥是漫長的作戰，一週、兩週體重數字都沒有變化時就會讓人想要放棄，那麼到底一週要瘦多少才健康呢？目前各種營養學書籍與專家們都公認，每週減去 0.5 至 1 公斤是最合適與健康的數字，這樣一個月約可以瘦 2 至 4 公斤。

一週才瘦 0.5 公斤？要瘦 10 公斤就需要 2 到 5 個月，真的好慢！

確實，隨便喝杯含糖飲料或聚餐，或當天沒有排便，積累的體重就超過 0.5 公斤，一來一往如在減重初期還沒建立信心與習慣時，就會不想再繼續，這也是為什麼減肥很容易失敗的原因。

所以建議可以在開始減肥的第一個月瘦更多一些，建立信心，也才能讓減肥計畫更加持久。**如果是體重較重、減肥期較久的人，第一個月的減**

重目標可以設定達到 6 公斤，這樣的速度將支持我們更願意繼續執行。

　　若是只需要稍微減重或者減脂的人，如 55 公斤想瘦到 50 公斤，建議照著每個月 2 到 4 公斤的節奏即可，或者並非以嚴格飲食控制方式，而採取運動增肌方式雕塑線條，也可以達到瘦身塑身的目的！

為什麼會復胖？

　　許多人會問營養師，到底怎樣才算復胖？目前對於增加多少公斤才叫做復胖沒有定論，但有專家認為減肥後兩年間增加 3 公斤即可稱為復胖。既然沒有文獻研究支撐，那麼這個問題要回到自己身上，我們可以接受體重回升多少？或者是回升多少後就又要再開始減肥呢？

　　我們每天會攝入超過 3 公斤的水與食物，除了透過代謝將這些食物的重量，以熱量形式消耗掉以外，同時也會排尿、排便、流汗等等將水分或殘渣排出，所以晚上量體重會比早上重是很正常的事情，不需要因為多個 0.5 公斤就緊張。

　　但是根據營養師的經驗，如果晚上的體重比早上量測時超過 1 公斤，或是在一個禮拜內增加的體重有漸趨穩定的狀態，比如說今天增加了 0.5 公斤，而這 0.5 公斤在這一個禮拜都穩定存在，甚至還會出現更高的數字時，就代表這個多出來的體重並非還在變化，而是已經留在自己身上，這時就要有一些警覺，或許接下來數天的飲食需要稍微控制一下，讓多出來的體重再消耗掉，以免一直累積。

　　回到最根本也是最煩人的問題，為什麼會復胖？這個問題除了困擾減肥的人以外，同樣也困擾著營養師。2019 年的一篇權威文獻提出了一些解釋[2]，我們減肥所減去的是脂肪細胞中的脂肪，讓脂肪細胞體積變小，其實脂肪細胞數量並未減少。研究發現在減肥計畫剛結束時，小體積脂肪細胞

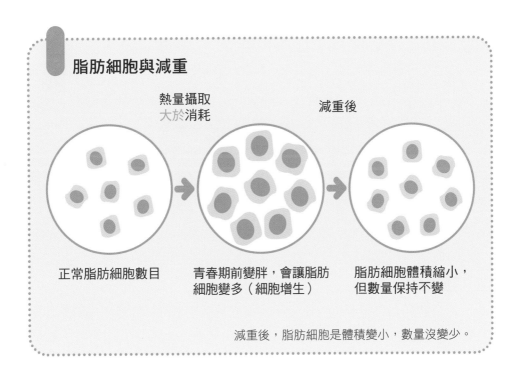

脂肪細胞與減重

熱量攝取 大於 消耗　　　　減重後

正常脂肪細胞數目　　青春期前變胖，會讓脂肪
　　　　　　　　　細胞變多（細胞增生）

脂肪細胞體積縮小，
但數量保持不變

減重後，脂肪細胞是體積變小，數量沒變少。

占比約增加了 15%，但在減肥結束後的 4 週，小體積脂肪細胞的增加幅度
下降了約 7%，代表著脂肪正回填進脂肪細胞中。

　　生物體本來就會趨向儲存能量以備不時之需，而在減肥時就像是給予
脂肪細胞壓力，讓脂肪細胞釋出脂肪去因應飲食熱量的減少，而這個壓力
也會在減肥結束後開始反彈，像是增加脂肪細胞增生與合成脂肪的能力，
這就難免造成復胖問題。

　　接下來就聊聊如何避免或減輕復胖的宿命。

❷ https://www.nature.com/articles/s41574-018-0148-4

減脂成功了？怎麼樣才能不復胖？

要想成功減脂不復胖，保持習慣一定是關鍵！在減肥的過程中，我們已經改掉許多不好的習慣，也增加許多好習慣，像是每天秤量體重、戒掉含糖飲料、每週至少運動三次、每餐先吃菜再吃飯等等，在減肥計畫結束後，這些改變都還是要持續維持，就能幫助我們維持減肥效果而不易復胖。

因為在減肥過程中養成的這些習慣也在改變我們的體質，像是攝取更多的蔬菜供應了腸道中益生菌能量，改變了腸道菌叢生態，進一步影響內分泌或脂肪代謝的狀況。另外，運動習慣的養成，不只訓練了心肺功能，也增加肌肉量而提升人體對能量利用的效率，讓吃進去的食物不易轉換成脂肪囤積在體內。

前文提到的 2019 年的文獻中，建議**減肥成功者維持體重不復胖的首要任務一定是要提高活動量**，研究統計指出，相較沒運動的人，有在運動的人可以多維持 25% 的減肥成效。第二則是要**增加蛋白質的攝取量**，研究顯示在減肥後每天攝取的飲食，蛋白質占總熱量 25% 的人，比起只吃 15% 的族群，更能夠維持體重。無論如何，都不外乎是飲食與運動行為，都要做好且維持也才能讓自己不復胖。

快速瘦是對的嗎？你減掉的是脂肪、水，還是肌肉？

許多人追求快速瘦下來，在初期快一點出現成效確實也能讓自己更有信心，能夠繼續維持減肥的飲食，但要小心不要為了瘦太快而忽略健康，而且體重掉得快其實不見得是掉脂肪。

以屬於極低碳水飲食的生酮飲食為例，斷絕澱粉後會促使肝醣分解，分解過程中會釋放儲存在肝醣中的水分子，這樣一來就會透過尿液排出，讓吃生酮飲食的人在入酮後會一直想上廁所，水分排掉當然體重就會變輕，

但變輕的可不是脂肪而是水分。所以，在開始恢復正常碳水化合物量時，肝醣再次合成，又把水儲存回去，體重就會迅速回升。

除了極低澱粉飲食，有些人會因為節食讓攝取的熱量不足基礎代謝率，這樣一來不只掉脂肪，連同肌肉也會快速流失。然而，肌肉是撐著我們新陳代謝的關鍵組織，一旦流失就會讓人體代謝率下降，而且下降幅度與期間遠遠高出你的想像。

2013 年美國臨床營養期刊有一篇研究，受試者吃了 8 週極低熱量的減醣高蛋白飲食，每天只吃 500 大卡，其中碳水化合物占 43%，蛋白質占 42%，8 週後的減肥成果平均自 92.9 公斤下降快 10 公斤，光以數字來說其實還滿不錯的。但在減肥後的 11 個月，體重平均回升至 87.5 公斤，代謝率從減肥前的 1,746 大卡，在 2 個月的減肥後掉到 1,586 大卡，跌幅將近 10%，而且在減肥後 11 個月還沒有恢復到減肥前的代謝率[3]，這都可能是與肌肉流失導致代謝率下降有關，所以我們在減肥時可不要為了追求快而得不償失。

[3] https://pubmed.ncbi.nlm.nih.gov/23535105/

1-2

養成瘦習慣不只救身材，
更能提升健康又美顏

為什麼我們要重視體態？不僅僅是為了美觀的外表，更是為了身體健康。

脂肪細胞是一個讓人又愛又恨的細胞，所儲存的脂肪可以幫我們保暖、合成維持正常生理的激素，但過多時就造成外觀、體力上的問題，而更是三高、痛風等等眾多慢性病的風險因子，讓眾多文獻都以百病源頭來形容肥胖。因為脂肪細胞是一種會產生發炎物質的細胞，這些物質若是過度分泌，會隨著血液通往全身各處導致慢性發炎的問題。

此外，脂肪細胞也與皮膚狀況密切相關。因為脂肪細胞分泌出來的發炎因子，不僅全身流竄而影響內分泌系統，也會流到皮膚讓膚況變糟糕，甚或造成異位性皮膚炎。以下我們將細細探討脂肪細胞造成的問題。

脂肪細胞是發炎細胞，減脂是逆齡抗老的推進器！

肥胖為什麼會有如此多的健康問題呢？因為，脂肪細胞並不只是你的

脂肪細胞，而是一種會產生發炎物質的細胞，脂肪細胞會受脂肪組織上的巨噬細胞（一種免疫細胞）影響，轉變成「發炎的脂肪細胞」，進一步這種發炎脂肪細胞會再分泌許多細胞激素，如腫瘤壞死因子-α（TNF-α）、瘦體素，這些與脂肪相關的發炎因子又被總稱為 Adipokine，意即脂肪細胞（adipocyte）分泌的細胞激素（cytokine）。這些物質自脂肪細胞分泌出來後，在正常生理狀況下幫助人體調節免疫與發炎的翹翹板，但過度的分泌狀況下，這些細胞激素也會隨著血液通往全身各處導致慢性發炎（chronic inflammation）的問題。

我們認知的發炎比較像是擦挫傷造成的，當人體受傷時，免疫細胞會為了清除入侵的病菌而在受傷處分泌發炎因子，進一步產生紅腫熱痛的現象，而這種屬於急性發炎。慢性發炎和急性發炎有著極大的不同。

不同於反應大且短期的急性發炎，慢性發炎有著人體無法感知的特性，而且這種**慢性發炎會一點一滴導致人體生病**，像是胰島素敏感性開始下降、**血管壁開始有脂肪肝的累積、血管彈性減退等**，長久下來就會導致糖尿病、動脈粥狀硬化與高血壓。

除了油炸、燒烤等不當飲食直接帶來的自由基會造成身體發炎以外，另外一個元兇就是堆積在身體的脂肪，尤其是腹部脂肪，因為我們許多與代謝相關的器官，像是胰臟、腎臟、肝臟等等都是在腹部，當腹部脂肪分泌出發炎因子後，首當其衝的就是這些器官，這也是為什麼減肥除了著重體態外，也要更著重在腹部脂肪上。

肥胖也會阻礙人體相關修復機制與染色體的保護機制，加速人體的老化，研究指出 BMI 每增加 10，基因表現狀況（epigenetic age）就老化了 3.3 年❶。別小看這 3.3 年，這在基因層級上可以說是「天上一日，地上一年」，對人體健康，乃至於外觀都有巨大的影響。所以，讓自己盡量維持

在正常與健康的體態標準內，不僅可以降低三高、心血管疾病的風險，也可以改善細胞狀況，讓自己身體狀況更逆齡。

對抗三高！只要瘦下 10 公斤，效果等同一顆抗高血壓藥

肥胖造成的三高問題十分嚴重，讓肥胖甚至有著萬病根源之稱，過去許多減肥書籍都強調體態，而在本書營養師要強調的不只是體態或外表，更重要的還是在改善我們的健康。

很多人以為三高中的高血糖和高血脂最嚴重，但其實高血壓的狀況更為普遍。以 2013 至 2016 年的營養調查數據來看，台灣 19 歲以上成年人糖尿病的比例約為 9.8%，分水嶺是發生在中年，當跨越到 45 歲這個組別時，相較於青壯年時期，糖尿病的流行率自 2.5% 飆升了 5 倍，達 13.5% 之多。

高血脂方面，成年人血脂異常比例約在 14% 左右，與高血糖相似的是當進入中年，整體比例增加了 2 到 5 倍左右。從這些數據看得出來，進入中年後高血糖與高血脂是需要好好注意的課題。

但是高血壓就不只是這樣了。青壯年的高血壓比例就已經達到 7.1%，高血壓前期比例更達到 23.3%，進入中年之後高血壓就攀升至 32.9%，是糖尿病的 2.5 倍、高血脂的 1.5 倍之多。以整體成年人來看，血壓異常比例達到 48.3%，也就是說，每兩個人就有一個人的血壓是異常的。

高血壓是隱形殺手的稱號也不是浪得虛名，長期高血壓會導致頭痛、暈眩，嚴重者會有心肺衰竭和突發性腦中風等等問題，但血壓卻是最容易被忽略的。曾有新聞報導，常態量血壓的民眾比例不到 5 成，而且有超過 8 成的人不知道自己有高血壓。所以你也可能是高血壓的一群，還不趕快去量個血壓！

血壓和肥胖息息相關，脂肪細胞的體積增加，圍繞的血管網絡就要更加延伸，這會讓心臟負荷增加。美國知名的梅約診所提到每增加 1 磅就會增加 5 英里的血管長度，也就是**每增加 1 公斤的體重，血管長度會增加 17 公里**，可以想像如果胖 10 公斤，血液要多走多少路、心臟要多做工多少！

而且不只血管網絡增加，脂肪細胞分泌的發炎因子、肥胖者伴隨高血脂問題都有可能造成血管阻塞，再加上肥大的脂肪細胞會壓迫周邊血管讓阻抗增加，這都讓心臟得用更大的功率擠出血液，當然血壓就會提高。

減肥與保持健康體態，是控制血壓的不二法門。美國加州大學戴維斯分校醫學院做過臨床實驗，發現高血壓前期的肥胖者只要減下 2 公斤，收縮壓與舒張壓就能分別改善 3.7 與 2.7 毫米汞柱[2]，也有醫師表示**減少 10 公斤可以讓血壓下降 10 毫米汞柱，這幾乎是一顆高血壓藥的藥效劑量！**所以，不只是要定期量血壓，更可以透過飲食、運動來改善體能和甩去過多的脂肪，找回更健康的自己。

減脂不只找回體態，更是擺脫糟糕膚況的關鍵

減脂減肥，不只是體態和健康的問題，其實也與膚況有著密切關聯性。因為脂肪細胞分泌出來的發炎因子，可是會全身流竄而影響內分泌系統，也會流到皮膚讓膚況變糟糕。

2020 年時，《國際分子科學雜誌》有一篇綜論文章統整了脂肪發炎因子與皮膚相關疾病的關聯性，其中就有提到牛皮癬、異位性皮膚炎都可能

---

[1] https://www.pnas.org/doi/epdf/10.1073/pnas.1412759111
[2] https://www.acpjournals.org/doi/abs/10.7326/0003-4819-134-1-200101020-00007

和肥胖與脂肪發炎因子有關[3]。研究也發現具有過敏性異位性皮膚炎的小孩與成人中，血液的瘦體素含量顯著較高，在 2018 年的巨量分析研究中也指出，過重與肥胖者會提高異位性皮膚炎的風險[4]。

總歸來說，就是**脂肪細胞產生的發炎因子會影響到內分泌，打亂身體該有的平衡**，所以想要長期維持好的膚質，我們就更應該執行減重減脂，控制體內脂肪，減少發炎因子產生，進而讓身體、膚況更能保持在良好的狀態。

減重的好處

用健康自然的方式來減重，才能維持好氣色，以下是健康減重最明顯有感的三大好處：

1. 逆齡抗老
2. 降低血壓
3. 改善膚況

---

[3] https://www.ncbi.nlm.nih.gov/pmc/articles/PMC7730960/
[4] https://pubmed.ncbi.nlm.nih.gov/29444366/

1-3

建構易瘦不復胖體質的
飲食三要素

減重的人都會好奇,「三分練,七分吃」,吃很重要,但最重要的營養素到底是什麼?哪一項營養素是達成減重目標最不能或缺的?什麼營養素能提高代謝、促進燃脂?

培養燃脂指揮官,維持肌肉量的優質蛋白質

雖然減重燃脂是個複雜的過程,但最重要、最重要的營養素一定是蛋白質!想要培養燃脂體質,蛋白質絕對不能少吃,而且吃的量可能還要比沒有減重的時候還多。

蛋白質是三大營養素的其中一員,加上碳水化合物、脂肪,是一整天的熱量來源,所以多吃蛋白質其實是會多攝取熱量的,那麼為什麼減脂的時候還要吃更多呢?這與三大營養素的「功能」有關。三大營養素中的碳水化合物負責提供能量,但也是吃多時最容易累積成脂肪的營養素;而蛋

白質恰恰相反，蛋白質是防止我們在減脂期間代謝下降的關鍵要素。雖然熱量赤字的狀況下，所有身體組織都會減少，包含脂肪細胞、肌肉細胞，而蛋白質具有「欺騙」的功能，當一整天攝取的蛋白質足夠，肌肉細胞就會覺得原料還很充足，就不會減少、耗損那麼多，所以千萬記得──

> **攝取足夠的蛋白質是維持代謝，養成燃脂體質的關鍵。**

平常的飲食狀況下，我們每天大約需吃進每公斤體重 1.0 至 1.2 克蛋白質（例如 60 公斤的人每天需吃進 60×1=60 克的蛋白質），但根據研究指出，減重的時候我們可以吃到將近每公斤體重 2 克的蛋白質，如果你是運動員或者大量運動者，甚至需要吃到每公斤體重 2.4 克[1]。這樣能維持身體的肌肉量，讓燃脂的效果更好，不會剛開始減重馬上就碰到停滯、平原期。

這樣看起來好像吃的量比平常多了兩倍？許多人就好奇了，為什麼熱量降低還要吃更多蛋白質？這樣是否吃進更多熱量，而其他能吃的食物變得更少，不會飲食不均衡嗎？

減重時要把熱量分配給蛋白質有三個主要的原因：

1. **控制血糖**：蛋白質消化吸收後對血糖影響比碳水化合物小，所以比較不會增加胰島素分泌，也不易讓多餘的能量堆積成脂肪。
2. **防止肌肉流失**：減重燃脂期間你減少的絕對不只是脂肪，肌肉也會一同流失，當肌肉流失，代謝就會跟著下降，持續地流失肌肉，體質就

---

[1] https://pubmed.ncbi.nlm.nih.gov/29182451/

會變得更難減重，因此每天攝取足量蛋白質，才能減少、防止肌肉流失，維持好燃脂減重的體質。

3. **增加飽足感**：蛋白質食物更有飽足感、消化緩慢，減重期間熱量少，一定會有肚子餓、想吃東西的時候，這時候用蛋白質取代碳水化合物，同樣熱量的情況下，更不會感到飢餓，避免影響減重的進程，也比較不會出現暴飲暴食失控的狀況。

蛋白質可以說是燃脂的指揮官，只要吃足蛋白質，保護好最重要的營養素指揮官，成功減重的大原則已經抓到一半了！

最佳減重蛋白質來源

大部分富含蛋白質的食物都同時含有脂肪，像是豬肉、牛肉等，而減重時我們不僅要攝取足量的蛋白質，還要注意熱量的管控，所以選擇脂肪比例相對低的蛋白質會更適合減重。

常見的低脂肪蛋白質有**黃豆、魚肉、海鮮、蛋白、家禽**以及特定部位的家畜（例如**豬里肌肉**），平常可以將魚肉、雞肉的比例提高，就更容易吃進足夠的蛋白質，也能輕鬆控制熱量。

打造代謝關鍵，啟動細胞運作的微量元素

人體負責燃燒脂肪、消耗熱量的工廠是我們細胞中一個叫做「粒線體」的小小胞器。它可以說是我們的火力發電廠，持續地燃燒脂肪，轉換成我們需要的能量。

粒線體在嬰兒時期會特別旺盛，但隨著年紀增加，身體代謝慢慢下降，若是沒有好好運動、刺激，消耗脂肪的能力就會減少。因此在減重的階段，我們需要額外攝取一些營養素，喚醒身體的代謝機制，消耗更多的脂肪。

根據研究指出，攝取 EPA、DHA 這些 omega-3 的多元不飽和脂肪酸提升代謝。當我們身體在分解、消化這些多元不飽和脂肪酸時，會刺激腸胃道的迷走神經，傳遞訊號給腦部，讓腦部受到刺激，開始指揮脂肪細胞提高產熱的效果，同時也會合成更多的粒線體提高身體的代謝機能。

飲食中要攝取 **EPA、DHA 這些不飽和脂肪酸，最方便的食物來源就是各種油脂含量豐富的魚類，像是秋刀魚、鮭魚、鮪魚等**，而這些魚類也是優質蛋白質來源，所以減重燃脂的時候，飲食中可以多安排魚類做為每一餐的主菜。

養好腸道小宇宙，促進燃脂的腸道益生菌

消化不飽和脂肪酸的時候會產生特定產物，從腸道刺激大腦，在指揮細胞開始提高產能，引起一連串減脂的連鎖反應，這也是近年非常熱門的減重研究。有好的腸道菌相就會有好的減重體質。

根據許多研究指出，肥胖狀態的人腸道中的菌相通常較差，不僅會分泌許多發炎因子，也更容易讓身體代謝卡關。

過去科學家為了解謎，為什麼胖的人很難瘦下來，而瘦的人又怎麼吃都比較不會胖？是否因為腸道的好壞，造成吃下去的食物在體內產生不一樣的反應呢？因此設計了一個有趣的實驗想證實「腸道會影響胖或瘦」。

實驗首先找了幾對一胖一瘦的雙胞胎（確保先天基因沒太大差異，主要是後天差別），接著把取自他們腸道中的菌，植入不同的老鼠腸道中。結果很神奇的，植入胖子腸道菌的老鼠怎麼吃怎麼胖，而植入瘦子腸道菌

的老鼠似乎怎麼吃都不容易胖！這邊就證實了——

❝ 腸道菌是影響減重很重要的關鍵。❞

科學家不死心，繼續實驗。老鼠有吃糞便的習慣，實驗將所有老鼠放在一起養，看看其中的變化，過了一段時間，胖子老鼠吃了瘦子老鼠的糞便，漸漸的也瘦下來了！因此——

❝ 腸道菌相是可以培養、改善的，只要調整好腸道菌，就能養成燃脂體質。❞

根據近年來的研究已經得知，腸道的益生菌對於減重、減脂是非常重要的，不僅可以協助體內調整胰島素敏感性，減少血糖上升造成脂肪堆積的問題，也可以增加瘦體素分泌，提升飽足感，達到更好的熱量平衡，讓我們不會因為飢餓吃下超過自己需要的食物、熱量。

當然益生菌也是腸道順暢的好幫手，腸道通順排出廢物後，能減少身體發炎反應，也能減少體重！想要把身材顧好，腸道與益生菌絕對是不可或缺的一環，吃對了，就能養好腸道小宇宙，培養燃脂體質。

1-4

除了吃對以外，
運動和睡眠是變瘦推進器

吃對食物，能幫助你養成易瘦不復胖的好體質，若是能搭配睡飽與運動，那麼效果會更顯著！以下我們將探討怎麼睡、如何動，才讓減脂效果最好。

睡足八小時，減脂事半功倍

小時候賴床常常聽媽媽說「太陽曬屁股啦，再不起床都要睡成豬了！」以前覺得睡久了是好吃懶做的表現，躺著沒有運動感覺就是會變胖！

但近年來研究發現，睡好、睡足反而更能幫助減脂！這個研究將受試者分成兩組，一組每天睡 5.5 小時，另外一組每天睡 8.5 個小時，比較看哪一組別更好減脂。結果出乎意料，睡 8.5 小時的組別減脂效果遠遠高於只睡 5.5 小時的組別，睡久反而更能養成燃脂體質。❶

為什麼會是這個結果呢？研究發現，如果每天只睡 5.5 小時，可能會造成以下幾個狀況：

1. 身體脂肪更難分解，影響代謝效益，就算飲食控制好，也更難瘦下來。
2. 睡不飽會讓食慾更旺盛，容易吃得比平常飲食量還多，超過身體需要的熱量。
3. 睡眠與生理時鐘、內分泌有關，睡太少會影響靜態代謝率、腎上腺素分泌，造成平日能消耗的能量減少。

而這個現象影響很大。根據研究指出，**光是睡眠造成的差異，可能會將減脂的效益降低將近一半！**因此過去我們減脂減重時都只在乎「吃」、「動」，而較少關注到睡眠，造成無法達到最佳效益，養成較好的燃脂體質。

睡眠是需要培養的，有固定的生理時鐘，不能今天十一點睡覺、明天十二點才上床。每天都有好的睡眠品質，維持穩定、固定的生活型態才能調控好最佳的睡眠減脂效益。

對上班族而言，還要特別注意到下班後運動完的進食時間，如果太晚才吃晚餐，來不及消化，也會成為影響睡眠、影響減脂的原因之一。後面章節會告訴你，不同的餐次如何調整，慢慢建構飲食、睡眠模式，吃對也睡好，才能達到最佳減脂效益。

最後再強調一次，燃脂關鍵不只是吃與動——

---

❶ https://pubmed.ncbi.nlm.nih.gov/20921542/

❝ 睡好才能培養絕佳的燃脂體質！❞

運動營養師推薦有氧與阻力運動，加速燃脂的好幫手

想要有效減重就要抓準能量的翹翹板，一邊是吃進去的食物（增加的熱量），一邊是活動、運動的消耗（減少的熱量），怎麼動才能有效增加熱量，培養燃脂體質呢？到底要做有氧還是阻力運動好？

首先要了解，「怎麼運動可以消耗更多熱量？」運動當下消耗的熱量跟「心跳」、「運動時間」呈現正相關，簡單來說，就是運動時平均心跳越快、維持越久的時間，就能消耗更多的熱量。

心跳快、時間久的運動就是我們常說的有氧或者間歇運動，例如戶外的跑步、單車或者在家跟著影片做的健康操等，沒有哪一項運動特別好，最重要的是能維持習慣並且持續一段時間。所以營養師建議，可以根據本身有從事過或者喜歡的有氧運動開始，培養持續運動的習慣，盡量**每天運動 30 分鐘到 1 個小時**，大約就能消耗半碗飯到一碗飯的熱量。

如果你有單車，也許可以改成騎單車上下班或假日跟車隊一起跑一趟較遠的旅程；如果以前很常跑操場，也許參加慢跑社團，每天有朋友陪伴、督促，就更容易維持運動習慣。當然，沒有運動經驗又喜歡自己運動的話，或許也能先跟著運動影片，量力而為試試 30 分鐘的健康操。

❝ 沒有最好的有氧運動，只有最適合自己，能持之以恆的有氧運動。❞

至於阻力訓練呢？前面提到消耗熱量跟心跳、持續時間有關，阻力訓練中間一直休息，心跳數比較低，這樣也跟減重燃脂有關嗎？

❝是的，想要維持燃脂體脂，一定要開始做阻力訓練！❞

阻力訓練的目的不是在消耗熱量，而是喚醒肌肉，打造更佳的燃脂代謝體質，阻力訓練有兩個最重要的好處：

1. 運動完後肌肉細胞會特別需要能量，所以運動後的這餐會拿去修補肌肉，較不會堆積到脂肪細胞，可以吃得更開心、更多。
2. 肌肉細胞比脂肪細胞需要更多能量，有足夠的肌肉細胞在平常沒運動的狀況下，燃燒脂肪效果就高人一等。

所以雖然消耗的熱量少，但為了培養不復胖的燃脂體質，阻力訓練也是不可或缺的運動項目，建議每週可以維持兩次，每次約一個小時，從較大的肌群開始鍛鍊，就能更快速地喚醒燃脂體質，看到顯著的成效。

（若無相關運動經驗，建議可以先至運動中心、健身房尋找專業教練，不僅可以避免受傷，更能提升運動效率。）

1-5

各種減重方法超級比一比，
剖析九大迷思

　　168 斷食法、生酮飲食法等減脂方法早已行之有年，以下將解析各種飲食法的特色，並分析其中風險，有助你找出適合自己的方式。此外，衍生出來的各種減脂迷思，也將一一解答。

16：8 間歇性斷食很健康？所有人都適合吃嗎？

　　這幾年很流行各種數字飲食，從 168 到 241 各有不同的方式。168 標榜將每天的餐食集中在 8 小時中攝取，剩餘 16 小時不攝取具有熱量的食物；241 則是更嚴格的方式，在 24 小時內只吃一餐。

　　這些其實不是什麼新的飲食法，過去推行過 5：2 的斷食法，也就是 5 天不刻意節食正常吃，而 2 天只吃極低熱量約 500 大卡甚至禁食的飲食方式，這些都是屬於間歇性斷食（intermittent fasting）。

　　為什麼間歇性斷食會幫助減肥呢？許多學者研究指出，經過間歇性斷

食後，會改變人體的新陳代謝，有「模擬飢荒」直接影響代謝狀況，與「改變消化道菌叢」間接性的影響代謝兩種。

- **直接影響代謝**：先將故事拉回原始時代。在那個尚未進入農耕而是以採集狩獵為生的時代，人類常常有一餐沒一餐，因而演變出人體因應飢荒的生理機制，避免我們因為挨餓幾天就有生命危險。在豐饒的現代，這種飢餓的問題不會發生，但人體還是保留這樣的機制。間歇性斷食就是利用飢餓、能量來源不足的方式模擬飢荒，進一步改變我們的代謝機制，像是提高了胰島素敏感性、促進脂肪細胞分解脂肪等，讓人體更能運用脂肪做為能量，而不是儲存脂肪。
- **間接影響代謝**：研究指出間歇性斷食會改變我們的腸道菌叢分布，也會產生較多能促進代謝的短鏈脂肪酸，這些短鏈脂肪酸會刺激腸道分泌，提升胰島素敏感性的腸泌素以外，也會進入到體內直接影響脂肪細胞，促進脂肪細胞分解脂肪，或者減少脂肪合成效果。

聽起來間歇性斷食很棒對吧，可以幫助我們促進新陳代謝，又可以幫助脂肪細胞分解脂肪，但其實間歇性斷食也不是對每個人都適用或者每個人都有用。

無論是 168、241 還是 5：2 的間歇性斷食，都會有較長時間餓肚子的狀態。以 168 為例，早餐和中餐幾乎是合併吃，然後要在晚上八點之前吃完晚餐，接下來到隔天中午前就不能再進食具有熱量或可消化性碳水化合物的食物。如果你是三餐很規律的狀態，或是工作型態不能搭配，一定會很不適應這樣的飲食方式，也很容易放棄。

不只是適應與否的問題，文獻研究對於間歇性斷食對減肥的效益並不

是那麼一致。在 2022 年的頂級期刊《新英格蘭醫學雜誌》中，學者進行約 130 人的人體實驗，結果發現同樣在低熱量的飲食控制下，進行間歇性飲食並沒有加強減肥的效果，這也代表間歇性飲食可能沒那麼的有效！❶但在這篇實驗中，並未採用減醣策略，而間歇性飲食的減肥效果與胰島素假說息息相關，這也可能是影響間歇性飲食法效果的原因之一。

所以，建議不妨多管齊下，後面章節將告訴你如何搭配減醣、熱量赤字與間歇性斷食，更重要的是要吃飽，才能讓減肥計畫繼續下去！

生酮飲食能最快減少脂肪？有什麼風險？

過去幾年，隨著防彈咖啡（黑咖啡＋椰子油 & 無鹽奶油）的熱潮，讓生酮飲食出現在大家的視線，但伴隨而來有許多有關於生酮飲食的迷思或者是危害，像是單獨喝防彈咖啡就會瘦嗎、不吃澱粉是否對健康有害、是否需要補充外源性酮體等問題，以下一一解答。

什麼是生酮飲食？若還沒入酮，是否需要吃外源性酮體，讓自己更快速進入狀況？

生酮飲食就是產生酮體的飲食法，能分成飢餓性生酮與營養性生酮，減肥的人大多採取營養性生酮，是將澱粉攝取熱量占比從 50% 降低至 5%。這個改變讓我們減少了血糖的來源，這其實是非常危險的，因為大腦的主要能量就是來自於血糖，在飽足且澱粉來源情況下，血糖供應幾乎占了大腦能量所需的 100%，一旦血糖不足，很容易造成腦部受損。

然而，人體就是這麼有趣，為了避免造成損傷，大腦會另外代謝酮體產生能量，避免腦部神經細胞因為缺少能量而死亡，另外也具有代謝脂肪產生酮體的機制，讓人體在缺乏碳水化合物來源狀況下，可以運用自身脂

肪來生成酮體，以支援腦部的需求，而這時候由酮體供應的比例可以達到近65%，可以說是在此時期人體非常重要的能量來源。❷

所以，當吃生酮飲食時，因為幾乎斷絕澱粉、糖的來源，人體就強迫脂肪代謝，代謝出脂肪酸與甘油，脂肪酸被周邊組織產生能量，而甘油進入肝臟進行糖質新生（Gluconeogenesis）產生血糖，以供給腦部能量。然而，脂肪酸完整代謝需要有碳水化合物的幫忙，但生酮飲食因為缺少碳水化合物使得脂肪無法完整代謝，而進一步產生酮體，這就是生酮飲食的來源。

由脂肪酸代謝而來的酮體，就能與甘油在肝臟進行糖質新生作用所生成的血糖，一起持續提供大腦能量，避免腦部神經細胞壞死，而血液中的酮體也會從呼氣或尿液中排出，這也是為什麼生酮飲食者會用檢測儀測試自己是否入酮的機制來源。

酮體是因為脂肪被迫分解但又無法完整代謝的狀態下所產生的副產物，生酮飲食者尿中出現酮體是「結果」而不是「原因」，所以不需要攝取外源性酮體，這對減肥效果是沒幫助的。

生酮飲食瘦很快，但你確定都是甩掉脂肪嗎？

採取生酮飲食的初期，確實體重會掉得很快，甚至在初期一兩週減少3公斤都不是問題，但這其實不是瘦，而只是脫水。

人體的血糖穩定機制十分複雜，除了有細胞汲取利用血糖，還有前面講的糖質新生作用將其他物質轉變成血糖以外，肝糖的儲存分解也是我們

❶ https://www.nejm.org/doi/full/10.1056/NEJMoa2114833
❷ https://pubmed.ncbi.nlm.nih.gov/4915800/

穩定血糖的關鍵。我們在攝取碳水化合物後血糖增加，除了被細胞利用外，也會轉作肝糖儲存，當血糖下降時就會分解肝糖釋出葡萄糖以穩定血糖，避免人體因為低血糖而休克。

研究顯示，每克的肝糖結構中約帶有 3 克的水分❸，所以當攝取生酮飲食時斷掉了碳水化合物的來源，使得血糖下降，就會促使肝糖分解以維持血糖平衡，同時也釋出了肝糖中的水分，而這些水分就會透過尿液排出，這也是為什麼吃生酮飲食的人會一直想要上廁所的原因，而甩掉的重量有很大一部分都是水分而非脂肪。如果是想採取生酮飲食瘦身的人可別因體重下降而滿足，因為只要恢復攝取足夠碳水化合物後，血糖又會與水分一起轉變成肝糖儲存，重量就又會回來。

生酮飲食安全嗎？會不會酮酸中毒或心肌梗塞？

針對生酮飲食的安全議題爭論不休，而且各有文獻支持不同的立場。常見爭論主要是會不會造成酮酸中毒、會不會造成心臟負擔等等問題。

我們在一般飲食狀態下血酮約只有 0.1 至 0.2 mM，斷食 12 小時狀態還是小於 0.5 mM，而當血酮濃度大於 3 mM 時就有機會發生酮酸中毒的危險，營養性生酮飲食大約會介於 0.5 至 5 mM，確實有機會產生酮酸中毒的現象，但這現象並不是必然會發生。2017 年權威期刊《內分泌》發表一則研究，研究顯示在 4 個月的長期飢餓型生酮飲食下，雖然血酮會上升 5 倍之多，但血液的 pH 值並未顯著下降，且也離酸中毒的門檻還很遠，所以生酮飲食可能不是我們想像中，那麼容易造成酮酸中毒。❹

但醫學都是機率，雖然不會太常出現，但不是不會發生，過去有些新聞與臨床報告都有人因為攝取生酮飲食而造成酮酸中毒，所以營養師認為沒必要把自己的安危賭在減肥的飲食法上。

另外，在心血管疾病風險方面，生酮飲食會大量攝取油脂，而又有許多人鼓吹要吃奶油、椰子油，就可能提高血脂問題與心血管疾病的風險。

營養師並不反對生酮飲食，畢竟生酮飲食在前期的掉體重速度是可預期的，也可以藉此去提高減肥的信心，但務必要先評估自己的狀況是否適合進行生酮飲食，或與專業的營養師、醫師溝通確認再執行。

未獲得營養師、醫師指示下不適合進行生酮飲食的族群：

- **備孕、懷孕與產後哺乳媽媽**：目前雖然僅有零星的動物實驗認為胚胎異常與生酮飲食有關，但基於安全考量，許多文獻與醫學會都反對孕婦採用生酮飲食。
- **糖尿病患者**：雖然減醣或生酮飲食都會改善血糖與胰島素敏感性，但糖尿病患者可能需要用藥或施打胰島素，而減醣或生酮都會減少碳水化合物的攝取量，如果藥量沒有改變，就會提高低血糖休克的風險。
- **高血脂、高血膽固醇患者**：過去許多研究都指出攝取生酮飲食會提高高血脂與高血膽固醇的風險，而目前有許多更健康且同樣有效的減肥飲食方式，因此不建議高血脂、高血膽固醇患者採取生酮飲食。
- **心血管疾病患者**：如果是心血管疾病高風險一族，甚至有徵兆的狀況下，不要貿然採用生酮飲食，過去可是有許多吃生酮飲食吃出心肌梗塞的個案報告，不要隨便賭上自己的健康。

---

❸ https://pubmed.ncbi.nlm.nih.gov/25911631/
❹ https://pubmed.ncbi.nlm.nih.gov/28914421/

生酮飲食不是極低熱量，小心體重反彈！

生酮飲食瘦得快，小心也胖得快！前面提到攝取生酮飲食時，會有脫水掉體重的蜜月期，如果是短期採用生酮，當恢復攝取碳水化合物時體重就會快速的回復。但更嚴重的其實不是這種脫水回填效應，而是很多人都吃錯生酮飲食！

生酮飲食，是透過幾近斷絕碳水化合物的方式強迫脂肪代謝，許多人在採取生酮飲食時僅接受到不能吃澱粉、不能吃水果的訊息，然後就把這兩類食物從飲食清單中移除，但卻沒有回填足夠的熱量。以 2000 大卡為例，若碳水化合物要從 50% 直接降低到 5%，等於減少了 900 大卡，如果沒有回填足夠的熱量就會低於基礎代謝率，此時肌肉組織也會開始流失而影響代謝率。

2013 年美國臨床營養期刊刊登一則臨床研究，研究讓受試者採用極低熱量的飲食法，雖然並不是生酮飲食，但可以依此來看看若我們吃不足基礎代謝率的熱量會發生什麼事。研究數據顯示，經過兩個禮拜的減肥，確實平均都瘦了快 10 公斤，但基礎代謝率也減少了 10%，而代謝率的降低則更容易導致復胖！在這篇研究中，學者追蹤受試者減肥後 11 個月的狀況，結果發現其代謝率無法恢復到減肥前的水準，且體重也已經復胖超過 4 公斤。

所以，要吃生酮飲食不只是要好好評估自身的健康狀態外，也要注意是否將生酮飲食吃成極低熱量飲食，而使基礎代謝率也跟著降低，這就導致了容易復胖、減肥失敗的問題。

酵素斷食法，吃酵素粉取代正餐真能瘦？

台灣曾經有流行過一陣子的酵素斷食法，不瞞大家說，好食課也有營

養師在高中時期有嘗試過。這類酵素斷食法大同小異，都是以商業代餐粉取代一般餐食，而代餐粉大多含有膳食纖維、蜂蜜、消化酵素等成分，這真的能瘦嗎？

試想，每天就只吃這三包商業代餐粉，總熱量還比便利商店的三角飯糰來得低，遠遠少於基礎代謝率的狀況下當然會瘦！問題是這種方式能持久嗎？會不會有副作用？光是這商業代餐粉的味道，可能就讓人退避三舍了，難以持久執行。

另外，這樣的飲食法其實就是極低熱量飲食，瘦是一定會瘦，但就像前文所說的，當我們長期熱量攝取極度不足狀態下，不僅是脂肪，肌肉組織與代謝率也會跟著流失，而我們一輩子不可能都只吃這些酵素粉，當我們恢復一般飲食可能就會有溜溜球效應❺，反而會更快速復胖。

吃代餐輕鬆又方便，如何才能發揮最佳功能？

雖然前文提到酵素代餐的疑慮，但還是要聲明，好食課營養師並不是反對代餐，而是希望大家更了解代餐的內容或者是代餐的意義，這才不會還沒瘦到身就踩了雷。

在台灣，代餐一直以來都是熱門話題，從酵素膳食纖維粉到乳清蛋白，也有推行罐裝飲品類的代餐，好食課營養師查看市面上目前流行的代餐，其實這些代餐大多強調以優質蛋白質、維生素 B 群等組成，整體熱量約在100 至 200 大卡間，大約是一般便當的 25% 左右。透過低熱量的代餐去取

---

❺ 溜溜球效應：Yo-Yo effect，是指因為極端的減肥法造成體重快速下降，但又快速復胖的狀況，像是溜溜球一樣上上下下。

代高熱量的正餐，創造出熱量赤字當然會有瘦身的可能，所以只要有正確的態度與使用方法，確實是可以幫助我們減肥。

市面上的代餐大多都是訴求減肥瘦身，所以也會特別添加一些保健成分，常見的有藤黃果、瓜拿納、白腎豆等等，在一些臨床研究中也指出這些成分可以幫助瘦身、加速代謝等等的功效，所以在代餐中可以得到這些輔助成分，也對減肥有些幫助。

不過，這些代餐如同前文所說的酵素斷食法，都是屬於短暫取代餐食的角色，若是我們一整天就吃那三包代餐，至多也才攝取 600 大卡，一樣都變成攝取極低熱量飲食，這又可能有代謝率降低，產生復胖與溜溜球效應的問題。總歸一句，代餐不是不能吃，而是要好好融入到一天餐食計畫中，而且不要過度依賴，才能讓代餐發揮最佳功能。

水煮健康餐，單純乾淨低熱量，真正無負擔嗎？

有發現嗎？最近有許多標榜減醣、少油烹調方式的健康餐盒異軍突起，常常成為我們點外送外賣的首選，而這個熱潮是隨著健身與減醣而起的！這幾年，民眾對於運動補充和搭配飲食可以讓健身成效更好的認知度越來越高，但又因為外食習慣或者在家難以烹煮，所以才會開始有這麼多的健康餐。健康餐真的好嗎？能幫助我們好好減肥嗎？

翻開市售健康餐的菜單，與一般便當最大的差異，除了沒有大塊炸豬排、炸雞腿，改以舒肥雞胸、汆燙雞肉等等取代以外，就是大多都改用糙米飯、紫米飯等全穀雜糧，而且蔬菜量也較多，所以整體健康度會比一般便當來得好。

網路上也有一些專家提出警告，指出健康餐都水煮，小心營養不均衡。針對這點，好食課營養師也要為健康餐來做出解釋。我們的餐食多元且複

雜，水煮健康餐並不會取代一整天的飲食，所以即便健康餐都是水煮不會使用烹調油，我們依然可以從其他餐食內容中得到，而且健康餐中的肉類食材也都含有油脂，所以不至於因為吃水煮餐而缺乏任何營養素。

不過，這些健康餐都是針對普羅大眾想要吃得健康而設計的「正餐」，與減肥最有關聯的是其熱量確實較低，膳食纖維和維生素也因為使用較多蔬菜、全穀雜糧而有較高的含量。但是否具有減肥的效果，還是要看我們一整天的熱量赤字，如果每餐都吃兩份健康餐，或者吃了健康餐後又喝含糖手搖飲，這時候再喊「為什麼天天吃水煮餐都沒瘦」，不覺得很怪嗎？

不吃肉改吃素，真的比較不會胖？

吃素迷思百百種，網路上的減肥社群也常常為了素食可不可以減肥而討論熱烈，其實吃肉吃素都不是減肥成功的關鍵，重點都還是怎麼挑選食材、整體的熱量赤字，另外營養師還會考慮營養是否夠均衡能幫助我們改善健康！單就素食而論，市面上也有許多不健康的素食選擇，更多的精製澱粉、更多的油脂，所以不一定素食就會比較健康或是更容易瘦身，一切都是看要怎麼挑選素食，還有攝入的熱量而定。

相較於葷食食材，確實素食來源比較少飽和性脂肪酸、膽固醇，能透過板豆腐、豆乾等來補充到鈣質與優質蛋白質，且可能有較多的蔬菜來提升飽足感，與幫助腸道益生菌生長。但如果我們吃的是以油炸品、精製澱粉或許多加工再製品為主的食材，也會讓素食變得不健康或者容易肥胖。

另外，素食也可能會有些營養不足的問題。根據營養調查，台灣成年民眾維生素 B12 的缺乏比例達到 40%，男性更是超過 50%。維生素 B12 是參與造血、維持神經健全的關鍵維生素，且是以動物性為主要來源，目前民眾維生素 B12 的營養狀況並不是太好，若素食者更不注意，沒有特別

補充，更可能會有缺乏的問題。

　　整體而言，素食不是不會瘦，但也不見得更會瘦，一切端看挑選怎樣的食材、用哪種烹調方式，還有總共攝取多少熱量而定，且素食可能會有的營養缺乏或不均的問題都是需要吃素民眾好好注意的議題。

維生素 B12 的食物來源
維生素 B12 主要來源是動物性食物，如：肝臟類、肉類、雞蛋、牛奶或乳製品等，文蛤、牡蠣、鮭魚、鮪魚等海鮮也有豐富的維生素 B12。

光吃保健食品就能瘦？

　　許多人減肥期間也會嘗試減肥相關的保健食品。保健食品是屬於食品，除了得到衛福部認證的健康食品能宣稱不易形成體脂肪以外，其實都不能宣稱具有減肥效果，所以大多都是以提升新陳代謝或者圖片影射具有瘦身效果。而這些商品真的有效嗎？

　　確實，有些保健成分能幫助我們促進新陳代謝、促進脂肪細胞分解脂肪，或者提高胰島素敏感性等效果。本書最後面的特別收錄，好食課營養師統整一些熱門的保健素材資訊給讀者參考，而這節來先和大家說明保健食品的概念。

　　首先，減肥不外乎吃與運動，所以運動與飲食控制一定優先採用，而非直接購買保健食品。常常在電視購物或者網路上看到宣稱完全不用動、

只要吃就可以瘦的商品，在營養師的眼裡都是誇大不實的廣告，購買前要慎選！保健食品是輔助的概念，或許這些保健食品在實驗中可以調整腸道菌相，或者是促進脂肪細胞分解脂肪，但許多實驗僅止於動物甚至細胞，而人體的生理機制、活動與飲食方式太過複雜，其實難以在人體上忠實呈現這些實驗數據。

但是，營養師並不反對購買或補充保健食品，因為應用得宜確實可以讓減肥變得更加容易，比如有的保健食品能讓我們在運動時更好地利用能量，那是不是可以讓我們在運動時更有力，可以運動更久？有些保健食品可以幫助痠痛恢復，代表我們不會受「鐵腿」的困擾而變成一天運動三天休養，或許就可以讓我們有更多的運動量來消耗熱量。另外，也有膳食纖維與益生菌保健食品能幫助我們調整腸道菌叢，就可以讓益生菌產生促進人體新陳代謝的物質，幫助瘦身。然而，即便是可以幫助新陳代謝的保健食品，其消耗熱量的效力絕對沒有比我們每天跑步 1 公里來得好，所以可不要對保健食品有不正確的期待。

營養師建議在購買時要做好功課，首先建議有健康食品認證的產品，因為健康食品的認證須進行功效性、安定性與安全性的實驗，且要經過專家審核，對於消費者是更有保障的。目前健康食品規章中，有「不易形成體脂肪」的認證項目，雖然名稱是寫「不易形成體脂肪」，但在研究上大多都有脂肪細胞變小、脂肪代謝率增加等等的結果，可以到衛生福利部健康食品查詢平台查詢，能看到各家商品的送審資料。

另外，也建議要對自己買的東西做點功課，搜尋一下專家對於這個商品素材的評價，也有專業人士撰寫相關文章，像是劑量要吃到多少才會有效等等，做好功課後再購買才會買到真正對自己有用的商品。

各種減重方法超級比一比

減重法	特色	風險	適合對象	綜合評分
16：8 間歇性斷食法	每天集中在 8 小時內進食，16 小時不吃有熱量的食物的間歇性斷食	• 工作型態不能配合就容易放棄 • 較難忍受飢餓感的人也不易執行	能長時間維持的一般大眾	★★★★☆
生酮飲食	不吃碳水化合物	• 血糖不足，易使腦部、精神受影響 • 提高血脂問題與心血管疾病的風險	沒有慢性病的人	★★☆☆☆
酵素斷食法	以商業代餐粉取代一般餐食	基礎代謝下降，更易復胖	需快速減重的人	★★★☆☆
代餐	透過低熱量的代餐去取代高熱量的正餐	基礎代謝下降，更易復胖	需快速減重的人	★★★☆☆
水煮健康餐	減醣、少油的烹調方式	如吃進太多份量，總熱量還是太高，會失去減重效果	能長時間維持的一般大眾	★★★★☆
不吃肉只吃蔬食	不吃葷食改吃素	• 營養缺乏 • 食材、烹調方式也會造成高熱量	素食者	★☆☆☆☆
保健食品	視各產品特色。有的可與運動搭配，有的可調整腸道菌叢	誇大效果	需搭配運動的人	★★★☆☆

* 以上評比是綜合一般情況，僅供參考。實際效用可能依個人體質、年齡等而有所不同。

台灣水果這麼甜，不吃水果能減糖瘦更快？

台灣真的是個寶島，隨便一個水果都是又甜又多汁，但在減肥的時候又怕太甜會影響減肥成效，那到底能不能吃呢？針對這個問題，除非減肥採取比較嚴格的減醣或生酮飲食，否則好食課營養師要說，不僅是要吃水果，而且還要吃足夠的量！

水果甜不甜，對於減肥來說並不是有絕對性的影響，重點在於我們吃了多少量的水果？依照目前調查，成年人平均每天都吃不到兩份水果，而每份水果約是 60 大卡，其實吃足兩份也才 120 大卡，占不到一天所需熱量的 8%，再怎麼甜的水果其實也不會達到雙倍的熱量，與其限制水果攝取量，那倒不如省去含糖飲料，或者每週再多運動一次還比較實際。所以我們不必過度害怕吃到甜的水果而影響減肥效果。

水果中有許多不可或缺的營養素，像是膳食纖維、維生素 C，也有多酚類、類黃酮等植化素可以幫助我們調整體質，促進消化到益生菌的生長，所以還是可以依照建議，每餐吃和自己拳頭一樣大的水果量。

不過，以上都只限於原態水果，果汁並不包含在內！在世界衛生組織的分類中，果汁是屬於會增加健康負擔的「游離糖」，原因是當水果榨成汁與濾渣後，升糖指數大幅提升。要榨成一杯果汁勢必會用到過量的水果，再加上市售果汁可能另外加糖，並將果渣濾除，這樣一來又少了膳食纖維的營養，就更容易造成我們的熱量與血糖負擔。

每天喝夠 8 杯水，更能提升代謝？

「喝滿八大杯水，幫助排毒兼瘦身！」網路上像這類喝水幫助減肥的文章、專家意見可不少，但這個水量是正確的嗎？一定要喝白開水才能幫助減肥嗎？

首先來聊聊水的種類，一定要喝白開水嗎？難道綠茶、咖啡、氣泡水都不行？答案是，這些飲料都可以計入一天的水量中，甚至連湯品、手搖茶都可以計入每天所需的飲水量中。但在減肥時，希望是以不增加負擔的方式來補充水分，像是湯品可能會有油、含糖手搖茶會有糖，所以這些都不建議做為主要的水分來源，但水量都是可以計入的。

在不會額外造成負擔的大前提下，像是喝茶喝咖啡不會心悸、不會睡不著，透過無糖綠茶，能同時獲得兒茶素；透過無糖黑咖啡，可以在喝到水的同時又能得到咖啡因與綠原酸等植化素，更能促進新陳代謝幫助減肥，所以並不需糾結一定要白開水才能幫助減肥。

在量的方面更是有趣，為什麼要飲用 8 大杯，難道 100 公斤的人和 60 公斤的人需求是一樣的嗎？所以一致性地要喝 8 大杯並不是那麼正確！水是人體很重要的營養素，確實也與新陳代謝息息相關，但飲水與瘦身的關聯性其實學術上各有說法，而科學要講究嚴謹性。

過去有報導引述相關研究，指出喝水可以提高靜態熱量消耗（Resting Energy Expenditure，REE），甚至可以達到 30%[6]，但這樣的文字容易讓人誤解，這篇研究只探究了喝水後的 90 分鐘，熱量消耗差異最多的是發生在 60 分鐘左右，隨後也逐漸地降低。而在另一篇研究中觀測了 100 分鐘，提高的消耗效應幾乎恢復到原點[7]，這代表這樣的熱量消耗只是短期效應。而且報導只提出有效的文獻，但其實有超過 8 篇的人體試驗，發現飲水不會提高靜態熱量消耗。

除了針對代謝率的爭議以外，確實有些研究指出，飲水量與減肥成效呈現正相關，也就是喝越多瘦越多[8]。但再細究這些文獻的研究方法之後，《美國臨床營養期刊》的系統性回顧文獻做了一個總結，認為目前的研究並未有一致性的結果，因此認為飲水本身與能夠幫助瘦身的證據其實是很

薄弱的。

不過，這也不能說喝水就不能幫助減肥，因為飲料之間會有取代效果，喝了水可能就會取代喝含糖飲料，這樣就能減少含糖飲料的熱量負擔，對減肥也是有很好的幫助。

美國曾做過調查，發現以水為主要飲料來源的人，非酒精飲料的攝取比例相對低[9]，整體熱量較其他族群減少了將近 200 大卡，看來喝水不失為一個節省熱量的方式。在長期的影響上，這些族群的體重變化也較少[10]，所以喝足夠水分對減肥和維持體重是有幫助的。

另外，喝水的時間點也會影響減肥成效。如果是在減肥期，營養師建議在飯前喝下一杯馬克杯的水，冰水溫水不拘，一定可以幫助你快速減肥。這個原理很簡單，胃容量先用水來填充，當然也可以換成無糖茶、無糖咖啡等，這樣有飽足感就吃不下其他食物，整體熱量就可以降低。這個概念也有研究支撐，實驗發現在搭配低熱量飲食時，飯前若多喝 500 毫升的白開水，就能多瘦 2 公斤[11]。

想要減肥的你，或許跟朋友聚餐、家庭聚會等避不開的社交活動時，就用這一點點小技巧，在吃之前先喝一大杯無熱量液體，讓自己不要因為聚餐而懊悔好幾天。

[6] https://pubmed.ncbi.nlm.nih.gov/14671205/

[7] https://pubmed.ncbi.nlm.nih.gov/16822824/

[8] https://pubmed.ncbi.nlm.nih.gov/18787524/

[9] https://onlinelibrary.wiley.com/doi/epdf/10.1038/oby.2005.266

[10] https://pubmed.ncbi.nlm.nih.gov/23318721/

[11] https://pubmed.ncbi.nlm.nih.gov/19661958/

最後，我們回來聊聊到底要喝多少水吧。國際知名的健康網站 HealthLine，曾探討飲水減肥，以許多文獻佐證提出**每天喝 1 至 2 公升的水即可以有效地幫助瘦身**，換算成玻璃杯大約是 4 至 8 杯的建議量，比起 8 大杯水放寬也合理許多。但文章也特別提醒，如果有大量的流汗狀況，如運動，就會需要比 1 到 2 公升水量來得更多，才能補足流失水分。

Chapter

02

怎麼吃
才能健康瘦

2-1

解密熱量、控制熱量，
不必節食也能瘦！

熱量赤字、熱量赤字，我們對這個詞一點都不陌生，想要減少身體多餘的脂肪就必須要算好熱量，當身體能量出現負平衡時（熱量赤字），就會分解儲存在身體裡的能量，也就是我們最希望減掉的脂肪。

1 分鐘快速了解每天要吃多少

一天到底吃多少熱量才能達到熱量赤字？每天又要減多少才適合呢？都不吃東西會減得更多嗎？

想知道如何計算熱量赤字，就要先知道一天要吃進多少熱量。最簡單的算法是「**你的理想體重 × 25~30 大卡**」，這個數字大約就是一天可以吃到的減重熱量。前期可以粗略根據這個數字，看看本書第 4 章的食譜是否適合你，又或者若你一天所需熱量未達 1500 大卡，可以根據食譜再自行減少整體的份量。

如果想要詳細了解減重熱量如何執行，可以用更精細的算法，把熱量赤字控制在不多也不少最適合的數字。

之所以要詳細計算熱量，除了吃太多沒有辦法減重減脂之外，最重要的是「吃太少或減太快會造成肌肉流失、代謝下降」，所以如果能把熱量赤字控制得剛剛好在「每日總熱量消耗」與「基礎代謝率」之間，就是最完美的方式。

每日總熱量消耗指的是一整天需要用到的熱量，如果吃到這個數字，就可以讓體重維持不增減。每日總熱量消耗是由三個元素組成，包含了「**基礎代謝率**」＋「**活動消耗**」＋「**產熱消耗**」。

基礎代謝率

是一般人整天中最主要的熱量消耗，大約占每日總熱量消耗的 70% 左右，基礎代謝率指的是維持人體基本生存的熱量，意思就是什麼都不做時消耗的熱量。畢竟休息狀態下，我們的心跳還是會動、一樣會呼吸、血液一樣會運送氧氣到全身，所以需要有基礎的能量來維持身體運作。

> **基礎代謝率公式（Harris Benedict Equation）：**
> 男性：66 ＋（13.7 × 體重 (kg) ＋ 5 × 身高（公分）- 6.8 × 年齡）
> 女性：655 ＋（9.6 × 體重 (kg) ＋ 1.8 × 身高（公分）- 4.7 × 年齡）

算出自己的基礎代謝率，這個數字就是養成不復胖體質最重要的數字，也是熱量攝取的低標，每天吃進去的熱量，不能比基礎代謝率還低！

活動消耗

活動消耗是當天的走動或勞動時的消耗，一般來說，大約是基礎代謝率再乘以 1.2 至 1.4 之間，坐辦公室的上班族可以乘以 1.2，需在外活動的業務則是乘以 1.3，而勞力工作者（建築工人、農夫）等，就建議乘以 1.4。

如果沒有天天運動的習慣，我們在運動的那天可以額外加上一個「運動消耗」，大約是女生每運動一小時額外消耗 200 到 300 大卡，男生約 300 到 400 大卡，所以有運動的那天，可以再多吃個 200 至 300 大卡的運動前後小點心。

產熱消耗

指的是消化食物、轉換能量時消耗的能量，但數字非常小，所以基本上可以忽略不用特別計算。

常見食物熱量換算表

知道熱量該吃多少後，下一步就是了解熱量跟食物的關係。有沒有覺得很神奇，為什麼營養師一看到便當就知道大概的熱量？其實只要學會基本的六大類食物，你也能學會熱量換算。

在開始前我們必須先了解，主要提供熱量的營養素有碳水化合物、蛋白質、脂肪，也就是三大營養素，而碳水化合物、蛋白質每一克可以提供 4 大卡熱量，脂肪則是 9 大卡。食物中的每一種食材，都含有這些三大營養素，所以我們可以把營養素類似的歸在同一類，以各類含有多少熱量、多少營養素來計算。

食物可以被分成六大種類，分別是：蔬菜類、水果類、全穀雜糧類、豆魚蛋肉類、乳品類、油脂類，各種類別的營養素可以在下表中查看：

六大類食物營養素

六大類食物	熱量（大卡）	蛋白質（克）	脂肪（克）	醣類（克）
全穀雜糧類	70	2	微量	15
豆魚蛋肉類（高脂）	120	7	10	微量
豆魚蛋肉類（中脂）	75	7	5	微量
豆魚蛋肉類（低脂）	55	7	3	微量
乳品類（全脂）	150	8	8	12
乳品類（低脂）	120	8	4	12
乳品類（脫脂）	80	8	微量	12
蔬菜類	25	1	-	5
水果類	60	微量	-	15
油脂與堅果種子類	45	-	5	-

　　知道每個食材被歸類在哪一種食物種類，就能利用食物代換表計算出熱量與安排飲食。營養師平常就是利用一份一份的六大類食物代換表，推導出減重菜單，這份珍貴有重要的資料，可以參考衛生福利部官網發布的「食物代換表」[1] 來了解各項食物一份的「重量」、「大小」，只要偶爾在家烹調時拿出電子秤量測、對照表單，久而久之就能達到肉眼看也能粗估熱量的技能！以下是減重時每一類食物的挑選重點。

---

[1] https://www.hpa.gov.tw/Pages/Detail.aspx?nodeid=485&pid=8380

全穀雜糧類

我們每一餐吃的飯、麵就是全穀雜糧，也是一天中最重要的能量來源。參考食物代換表可以發現全穀雜糧含有大量的碳水化合物，所以減重時除了減量之外，最重要的就是選擇「全穀類」，舉例來說就是把白米換成糙米或者五穀米，糙米、五穀米在同樣熱量、碳水化合物的狀況下可以提供更多膳食纖維與維生素，不僅適合減重，吃起來更有飽足感也更健康。

豆魚蛋肉類

豆魚蛋肉類是我們攝取蛋白質的主要食材，其實這個名稱中也蘊含了推薦的順序「豆＞魚＞蛋＞肉」。選擇時最需要考量的點是吃進蛋白質的同時是否也伴隨了許多脂肪與熱量？可以看到食物代換表中有分低、中、高脂肉類，在同樣蛋白質的情況下，高脂肉整整比低脂肉多了兩倍多的熱量，因此平常可以多練習分辨不同脂肪含量的肉，在外選擇或採買食材時都能更輕鬆買到適合的蛋白質食材。

低脂、中脂、高脂豆魚蛋肉類代表性食材

低脂豆魚蛋肉類：一般魚類、花枝、小卷、文蛤、豬大里肌肉、牛腱、雞腿、雞胸

中脂豆魚蛋肉類：鱈魚、虱目魚、豬小排、豬肚、雞翅、雞蛋、嫩豆腐、傳統豆腐

高脂及超高脂豆魚蛋肉類：秋刀魚、雞心、豬肉鬆、百頁豆腐、牛腩、梅花肉、五花肉、香腸

乳品類

　　乳品類也能提供跟豆魚蛋肉相似的優質蛋白質，但之所以會特別分出一類是因為其所含的鈣質，每天攝取 2 杯鮮奶，就能補足一天所需的 50% 鈣質，而鈣質除了跟骨質有關，也跟我們所談的減重主題息息相關。根據研究指出，若能攝取足量的鈣質，更有益於維持身體的代謝。

蔬菜類

　　蔬菜含有豐富的膳食纖維，是維持身體健康、減重期間的最佳夥伴。每一盤燙青菜大概只有 25 大卡熱量，是個幾乎可以忽略的數字，同時大量的膳食纖維又能維持飽足感，所以每一餐盡量吃到一盤燙青菜，是維持健康、苗條的不二法門。

水果類

　　衛福部「我的餐盤」❷均衡飲食建議，每餐要吃一個拳頭大小的水果。但看到食物代換表可以發現，水果主要的營養都是碳水化合物，所以如果是在減重減糖期間，建議可以稍稍減少，但每天依舊還是要吃到一至兩拳頭的水果，確保有補充到重要的抗氧化營養素：維生素 C。

堅果種子與油脂類

　　堅果與烹調油脂是熱量最容易失控的種類，每克脂肪含有 9 大卡，多用一茶匙的油或多吃一小把的堅果就多出 50 大卡的熱量，改變烹調方式減

---

❷ https://www.hpa.gov.tw/Pages/EBook.aspx?nodeid=3821

少用油量就能輕鬆地減少熱量，除了減量以外，也建議多選擇植物油更健康；而堅果含有不飽和脂肪酸，是不可或缺的重要營養素。但怎麼吃才能抓準份量呢？營養師建議每次吃堅果時，打開瓶蓋用五根手指指尖抓一小把，就把蓋子關上，這樣能吃進最適合的份量，達到補充營養又控制熱量的平衡。

2-2

5 要訣提高代謝率：
更多肉、更多菜，開心吃

　　減重減脂除了計算熱量、飲食方式科學化之外，最重要的是如何把冷冰冰的數字在生活中做更有效益的實踐。對許多人來說，完整計算每天的熱量，可能會因為過於困難、複雜而消磨了減重減脂的衝勁，因此前期可以從飲食的大原則著手，做好營養師歸納出的提高代謝率 5 要訣，就能開啟你的減重減脂之路。

要訣 1：每餐多點一盤菜，高纖是關鍵

　　減重減脂的人多會選擇生菜沙拉、燙花椰菜、高麗菜等餐點。蔬菜含有大量膳食纖維，膳食纖維不能完全被人體吸收，但可以成為腸道菌的養分，所以不僅具有產生熱量低、延緩消化速度、延長飽足感等好處，最重要的是能幫助養好腸道菌相，有好的腸道菌就有好的易瘦體質。

　　國民健康署建議，每餐蔬菜攝取量要比拳頭大小還要多一點，也就是

推薦四季高纖蔬菜

季節＼品項	蔬菜	水果
全年	萵苣、菇類、茭白筍、莧菜、山蘇、韭菜等	香蕉
春	綠花椰菜、洋蔥、蘆筍、蘿蔔、空心菜	橘子、草莓
夏	綠竹筍、苦瓜	芒果、葡萄、火龍果、西瓜、鳳梨、木瓜
秋	高麗菜、芥蘭菜	奇異果、蘋果、橘子
冬	白蘿蔔、油菜	蓮霧、柳丁

三餐都要吃到至少一小盤青菜，但根據近期的調查指出，台灣超過 86% 的人蔬菜攝取不足，平常膳食纖維吃不足，沒有提供腸道菌該有的營養，怎麼達成高代謝的易瘦體質呢？而且別忘了，腸道菌要長好需要一段時間，就跟吃益生菌一樣，可能要兩週甚至一個月以上才能看到較明顯的成效，因此第一時間該立即著手改變的就是「每餐多點一盤菜」。

外食或自己煮飯，可以如何提升蔬菜量？

以外食來說，提升蔬菜量其實並不難，只要多點一盤燙青菜就行，但點的同時別忘了跟老闆說要「清燙」，避免加入過多的滷汁、肥肉造成熱量負擔。或者也可以善用便利超商，如果買完午餐發現蔬菜不夠，可以走進便利超商買一份生菜沙拉或者滷青蔬，雖然每餐的成本會稍微提高，但為了培養易瘦體質，這是最划算的投資。

而自煮的話就更方便了，除了燙青菜、水煮青菜等簡單的烹調方式之外，也能在冰箱放一些可以冷食或生食的蔬菜，例如竹筍、大番茄等，這樣再忙碌都不必擔心沒空煮菜，打開冰箱就能立即享用這一餐所需要的膳食纖維。

每餐多吃一盤菜並不困難，是容易執行也是最有效益的減重方式。減重期間能多吃就是一種幸福，因此吃蔬菜的任務，是減重要訣的第一項。

要訣 2：每餐多加一塊肉，撐住代謝盡情享受減脂

總是擔心減重時吃不飽嗎？除了蔬菜之外，還要多吃肉！如同前面所提到的，減重期間你需要更多的蛋白質才能防止肌肉流失、撐住代謝，幾乎可以吃到減重之前的兩倍份量，所以每一餐應該要多吃一大塊肉。

雖然可以吃肉，但食材的選擇就變得更加重要，我們要極力避免吃進蛋白質的時候，不小心吃進過多脂肪，造成熱量攝取過多，無法達到熱量赤字的目標。在肉類選擇上，除了「豆＞魚＞蛋＞肉」的順序之外，還有以下幾個小技巧：

1. 選擇動物蛋白質時，腳越少的越優先

舉例來說，魚沒有腳，所以最優先（海鮮的章魚、烏賊、花枝等等也當作魚類），而兩隻腳的雞、鴨、鵝則是第二順位，四隻腳的羊牛豬放在最後。

為什麼動物蛋白質會有這個差別？這其實跟油脂含量以及種類有關，魚類多數屬於低脂肉類，而若是含有較高脂肪的魚（如秋刀魚、鯖魚），也是以不飽和脂肪酸為主，尤其含豐富的 omega-3 脂肪酸，可以促進粒線體提高效能，增進燃脂的營養素，所以魚類絕對是動物性蛋白質的首選。

雞、鴨、鵝則是本身所含的脂肪量較豬牛羊來得少，不用選定特別部位，幾乎每一個部位都能安心食用。而四隻腳的豬牛羊則要小心了，除了具有高脂的部位，其中的脂肪還是飽和脂肪酸，不只是對健康有影響，攝取過多也會影響到我們減重的進程。

2. 外食要特別注意烹調方式

選對好的蛋白質來源後，一定不能忽略烹調方式。你知道嗎，一隻炸雞腿的熱量大約等於兩隻滷雞腿！若是選錯烹調方式，原本辛辛苦苦挑選來的蛋白質食材，可能就會變成減重地雷，尤其是在減重期間要攝取更多蛋白質的狀況下，可以說是得不償失。

好的烹調方式有兩個重點，第一點是肉就是肉，不要有太多添加物。像是粉蒸排骨、糖醋雞丁，表層加了澱粉、太白粉，都會讓熱量大幅提升，同時減少了蛋白質的比例，因此切記，肉類烹調盡量單純為主。第二點是少油少糖，多用香料，油跟糖是廚房非常常見的調味料，但也是肥胖的來源，想要達成易瘦體質，我們需要採用更健康的烹調方式，可以試試用天然食材製成的香料，不僅能控制熱量，更能訓練自己的嗅覺、味蕾，讓飲食吃得更開心、更豐盛。

每餐多加一塊肉，能讓自己吃得開心，也吃出易瘦體質。

要訣 3：每餐少吃半碗飯，少醣更快瘦

蔬菜可以多、肉類可以多，那麼什麼食物要減少？營養師會毫不猶豫地說，最該減少的是每一餐的飯跟麵！

每餐減少半碗飯就能少掉 140 大卡，除此之外還有隱藏在熱量之外，可以調控生理激素分泌的優點。

減醣飲食是近年來最有效、最熱門的減重飲食法之一，只要減少碳水化合物，就算熱量沒有減少很多，也可以達到減重效果。

為什麼只要減少半碗飯就能輕鬆看到成效？最主要的原因是我們每天的能量約有 50% 來自碳水化合物，而 50% 中的七成以上大部分是從米飯、麵類這些主食而來，因此減少半碗飯，就能快速降低整天的碳水化合物比例。當我們攝取的碳水化合物減少，消化吸收後的血糖上升變得更緩慢，體內分泌的胰島素也會相對減少許多。

胰島素可以說是「增脂」的指揮官，當血糖過高，身體會以為有大量的能量在這個時間點用不到，必須要儲存起來，這時候胰島素就會大量分泌，指揮著這些血糖跑進脂肪細胞，堆積起來，做為日後要使用的能量，也因此造就了脂肪細胞的壯大。

因此減少半碗飯就等於減少每餐飯後血糖快速、大量上升的風險，也抑制了胰島素分泌，讓身體的「增脂」作用無法大量進行，達到控制體脂的效果。

如果想要有更好的成效，那麼乾脆不只減半碗飯，整餐都不吃飯可以嗎？完全不吃飯麵是執行生酮飲食的方式之一，但過度激烈的方式以及大量缺乏碳水化合物的狀況下，很容易發生難以執行、健康受影響的狀況，反而可能讓減重減脂的成效變得更差。

所以每餐少吃半碗飯，既能維持基礎能量供應身體運作，同時也避免多餘的碳水化合物，將身體維持在高代謝的易瘦體質。

要訣 4：烹飪選擇好方式，吃得美味又沒負擔

烹調方式其實占了飲食好壞很大的因素，好的食材用不好的烹調方式很容易前功盡棄。舉個例子來說，清燙蔬菜一大盤熱量可能只有 25 大卡，

若是加上醬油膏、紅蔥酥，熱量可能變成 3 倍，若是加上滷肉汁，熱量可能會達到 4 倍之多！

除了明顯的熱量差異之外，不好的烹調方式還隱藏著減重時最忌諱的地雷「飽和脂肪酸」、「精製糖」，這兩者如果攝取過多，都會在體內引起發炎反應，就像是機器運轉時卡了沙石一樣，減重的順暢性、效率都會受到阻礙，從這兩點就可以看出烹調方式的重要性。

而要怎麼吃才對呢？在此一樣分成外食跟自煮兩種方式來學習如何挑選對的料理手法。

外食的時候，優先注意豆魚蛋肉類跟蔬菜類，這兩類是減重飲食最重要的食物，如果選對烹調方式，一餐少個 100 到 200 大卡不是問題！肉類最建議的烹調方式是清蒸、舒肥、香料調味等用油量少的方式，像是清蒸魚、舒肥雞、香料雞肉等。

而自煮更容易控制烹調步驟，煎、烤、氣炸也都能加入料理清單中。為什麼外食不能選擇煎跟烤呢？主要原因在用油量，外食為了讓食物更香、更快熟，通常煎的時候會倒入更多的油，讓食材更完整受熱，但回到自己家，我們可以用比較複雜的步驟減少用油量，比如先微波或烤過再下鍋煎煮，這樣不僅食材內部熟透，表面也可以吃到酥脆感。

至於烤的料理，外面店家通常會在食材表面刷上一層油，讓出爐的食物充滿香氣。而我們在家中，可以改以香料替代表面油脂，最後階段再撒上香料，用小火微烤就能快速提升料理的香氣。

要訣 5：配餐聰明選醬料，減少水腫讓體重輕盈更有感

身材的胖，不只是脂肪，有時候也跟體內水分蓄積有關，我們常常聽到的「水腫」不僅會影響外貌，也會影響體重機的數字，若是減重過程中

發生了水腫的狀況，難免造成誤判打擊信心。

造成水腫其實跟每一餐調味的「醬料」有極大的關係，常常聽人說吃太鹹隔天很容易水腫，沒錯！鹽裡面的鈉離子是造成水腫最關鍵的原因之一，鈉會將水分抓在體內，讓水分無法順利從尿液、汗液排出，也就造成了水腫。

根據衛生署建議，每天攝取的鈉含量不宜超過 2,400 毫克（換算成鹽大概大約是 6 克），但你知道嗎，國人各年齡層平均攝取量大約都比建議量高了 1.5 至 2 倍！所以想要避免水腫，聰明選擇醬料非常的重要。

含鈉量高的醬料，除了最常使用的鹽，還有醬油、醬油膏，以及可能讓你有點意外的辣椒醬，這些都是鈉含量高的醬料，只要一小碟就超過一天上限的一半，午晚餐一個不小心，可能就超標了。

想要避免吃進過多的鈉，可以改變醬料的配方，先用大量天然食材，像是蒜末、白蘿蔔泥、薑絲等，再搭配黑醋或白醋以及幾滴香油提味，就能配出充滿香氣又少鈉的醬料。當然，如果單純以香菜、九層塔、羅勒這些香草類植物來完成調味，又可以再減少更多的鈉！讓我們一起聰明改變醬料，杜絕水腫身材。

減重期間的外食訣竅

掌握 5 要訣，減重期間就算沒時間自己煮食也不需要擔心，只要會看菜單就行。以下整理外食時的點餐訣竅：

1. 多點一盤燙青菜
2. 魚類等海鮮最優先
3. 便當飯少
4. 烹調方式清蒸、舒肥、香料調味
5. 少配醬油、辣椒醬

2-3

改變生活習慣一點點，
吃飽睡好加速脂肪分解

運動前後、睡覺前後怎麼吃？只要知道怎麼吃、何時吃，改變生活習慣一點點，吃飽睡好讓你提升脂肪分解效率！

調整攝食頻率與各餐份量，提高代謝率讓身體燃燒脂肪

提升代謝、減脂的學說有很多，最熱門的就是「減少胰島素分泌，降低身體合成脂肪的效益」。胰島素可以說是控管能量與身體合成重要的內分泌激素，當吃進含有碳水化合物、精製糖或大量的食物時，身體為了避免這些吃進去的能量白白浪費，也為了維持穩定的血糖，會馬上分泌胰島素，胰島素掌控著讓能量、血糖進入細胞的鑰匙，所以如果一天中多次攝取大量食物，對減重是不利的！

反過來說，適度的控制攝食頻率及碳水化合物的攝入量，就是有利於減重的飲食模式。像低醣飲食與168間歇性斷食一部分原理也是沿用此學

說，低醣飲食是直接減少總醣量，168 間歇性斷食則是減少攝食頻率，達到減少醣類吸收的時間，不讓胰島素一直分泌。

而低醣飲食、168 間歇性斷食這兩種飲食法，一個減少量、一個可能少吃一兩餐，都容易讓人發生肚子餓的狀況。減重時，大家最怕的就是餓肚子這件事，餓了就容易失去動力、餓了就容易暴飲暴食影響整體減重效果，因此這本書要教大家怎麼不餓肚子也能瘦！而這方法是類似 168 間歇性斷食的原理，**只需要改善用餐的頻率與每一餐的份量，符合現今生活的「早少午多晚剛好」**，就能穩定血糖，達到減重成效。

減重期間，營養師建議可以先以「調整攝食頻率與各餐份量」取代減少大量食物、熱量的方式來減重。首先我們維持一天三餐的規律飲食，但是「早餐」吃少一點，並且大量減少碳水化合物比例，讓晚上睡覺到中午的這段時間有較穩定的血糖，減少身體走向脂肪合成的狀態。與 168 間歇性斷食相比，多了一份低醣早餐，相對來說更不會餓肚子，也不影響精神，是更能適應正常生活型態的飲食方式。

低醣的早餐模式會以蛋白質、脂肪為主，適度提供身體需要的原料，但依然能提供適當的能量，幫助你維持生活作息、工作。只採用低醣，不完全限制醣類的好處是搭配運動時，也能幫助恢復代謝、減少肌肉流失，防止停滯期到來的問題。採用這種類似 168 間歇性斷食調整餐次的方式，不僅可以達到減重，更能解決肚子餓的問題。

運動後不要餓肚子！吃對更能增加肌肉、幫助代謝

減重期間最好是每天都能運動，這樣能養成好習慣，同時也是刺激身體維持高代謝的方式。但若是本來沒有運動習慣，可以先從一週三天、隔天運動的方式開始慢慢養成習慣，也讓身體有足夠的時間恢復。

有效的運動除了需要規畫好時間、強度之外，更重要的是飲食也要搭配好。運動前後的補充有一定的規律，在運動前我們著重「提供足夠的能量」，幫助達到最佳的運動效益；而運動後則要盡力做到「最佳的補給」，減少身體疲勞感、維持高代謝體質。

　　運動前需要考量到上一餐的時間，如果在 4 小時內有吃東西，就可以不用特別補充，但上一餐如果已經隔了 4 到 6 小時以上，建議抓時間在**運動前 1 到 2 小時進食**，安排富含碳水化合物但 GI 值（升糖指數）較低的食物，例如**水果、燕麥牛奶等，少量補充**，以維持體力為首要目標。

　　運動後則建議攝取適量碳水化合物加上充足蛋白質的組合，有蛋白質才能維持高代謝體質，而碳水化合物則是輔助身體恢復，可以依照運動強度增減，多以**雞胸肉、里肌肉、豆漿等豆魚蛋肉類食物或鮮乳、優格等乳品類食物為主**，再**搭配水果或全穀雜糧**即可。運動後最適合吃食物的時間則是「越快越好」，越快補充，越容易將養分送進肌肉，減少往脂肪堆積的問題。

　　許多人會覺得運動後不用吃太多的食物，不然一吃多就浪費了剛剛消耗的熱量，但這是非常錯誤的觀念，也是讓減重族群常常卡關、進入停滯期的最大問題。運動後我們一定要吃，吃對了不僅能減重，更能增加肌肉，提升代謝速度，讓減重越來越順利！運動看的不只是當下消耗的熱量，也不是所謂運動完的「後燃效應」（一種身體剛訓練完還處在高代謝會消耗更多熱量的假說）。

　　運動最重要的是讓吃進去的營養分配到最適當的位置。舉例來說，如果平常吃了一個肉絲炒飯，裡面含有大量的碳水化合物、蛋白質，若是在沒有運動的狀況下，飯中大量的碳水化合物會引發血糖上升，接著胰島素大量的分泌，把這些剛吸收卻用不到的碳水化合物、蛋白質營養通通先塞

進脂肪細胞，做為儲存資源，在需要時再拿出來慢慢利用。

反之，如果今天是運動後去吃了一碗肉絲蛋炒飯，這時候肌肉缺少肝醣，會需要大量的碳水化合物填補，此時胰島素就會將吸收進去的養分，優先帶往肌肉細胞，這也間接地減少了帶往脂肪細胞的營養，達到資源重新分配的效果！而蛋白質就更不用說了，蛋白質能夠修補肌肉在運動中撕裂的肌纖維、幫助肌肉生長增加代謝，因此這些蛋白質也會優先的送往肌肉細胞。

同樣是吃東西，在**運動後吃才是最好的資源分配**，才是擁有最好減脂效果的時機。因此不管我們運動到多晚，都需要補充食物，這關鍵的時間點、這重要的一餐，將會是減重減脂必須要注意的一大重點。

舒眠飲食，吃對也能讓你一夜好眠

前文 1-4 提到優質睡眠對減脂的重要性，有好的睡眠才能調控內分泌，達到持續減脂效果。要達到好的睡眠品質需要注意許多小地方，而許多也與飲食有關，這邊要特別說明「舒眠飲食」的幾項重點。

首先平日攝取足夠的鎂是讓身心放鬆的重點，**鎂不僅跟肌肉放鬆有關，也是穩定情緒、消除緊張感的重要礦物質**，在工作、生活加上減重的壓力下，我們一定要吃到足量的鎂。**堅果類含有豐富的鎂**，因此雖然熱量密度高，卻一定會安排進飲食當中。

其次是用餐時間的調控。大家是否有這種經驗，當晚餐吃到某些食物或者份量太多，當天晚上就會輾轉難眠？這跟我們消化吸收的速度有關，當腸胃裡還有食物沒消化完，就會影響到當天的睡眠品質。因此在睡前兩小時若要吃東西，建議以液體或者軟質食物為主，減少腸胃道作用時間，讓睡眠品質更好。

再者就是避開刺激性飲食，例如咖啡、紅茶、辣椒等，晚上尤其需特別避免。不妨多挑選可以舒緩情緒的飲食，如：添加薰衣草等香氛類的食材入菜，變成薰衣草鮮奶等等方式。

　　調整好生理作息、調整好睡眠，就能讓減脂更順暢、更快速。

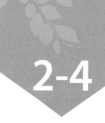

2-4

聽說…這樣吃、那樣做才會瘦？
減重常見問題一次解答

　　前面我們已經介紹健康減重不復胖的基本概念，提供如何吃才能提高代謝率的要訣，並比較了現在最流行的各式減重方法。但是在實際執行的時候，還是會遇到五花八門的疑問，以下匯整營養師臨床常被問到的減重問題，用簡單說明的方式，幫助大家快速得到正確解答。

Q：減肥不能吃什麼蔬菜？

　　玉米、蓮藕、山藥、牛蒡、荸薺、南瓜、甜玉米、芋頭、馬鈴薯、地瓜這幾種食材常常被誤認為是蔬菜，但其實是全穀雜糧類，也就是我們常說的澱粉類食物。

　　在執行減肥、減醣的飲食期間，這類富含澱粉的食物需要特別控制份量，所以如果有吃到以上幾種食物，記得當餐的飯、麵等要相對減少，平常的點心也建議盡量減少選用，避免不小心吃進了過量澱粉。但也不用完

全避開上述提到的玉米、蓮藕、山藥等食材，還是可以吃，只要記得「適量吃」，有吃到的時候減少飯量即可。

Q：吃素會不會瘦更快？

吃素通常會吃進更多的蔬菜，蔬菜吃得多確實有利減肥。但現在的素食外食有許多素肉常常隱藏加工的油脂，有時候也會為了讓食物有更多的風味，添加更多調味料，造成我們不小心吃進更多沒預計到的熱量。所以吃素不一定會更容易減重，營養師更建議維持原本的葷食習慣，但改變肉類的選擇，優先挑選低脂肉類或脂肪較少的部位，同時搭配素食的優點「吃大量的青菜」，這樣就能兼顧口味與營養達到減重的效果。

Q：不吃澱粉會瘦比較快嗎？

在前面 1-5 談到生酮飲食時，深入討論過碳水化合物與減重和健康之間的關係，我們知道少吃澱粉就可以達到極佳的瘦身效果，不用完全不吃澱粉。澱粉是我們最重要的能量來源，但減重時為了減少一些胰島素分泌也減少一些熱量，營養師會建議少吃澱粉，大約食用平常的三分之二至一半份量即可，不用完全避開。

若是完全避免澱粉反而會讓身體健康受影響，造成體力不佳、肌肉流失等問題。長期完全不吃澱粉會影響消化系統、免疫系統也會造成肌肉流失，讓基礎代謝率直直下降，反而變成容易復胖的體質，到時候想要再瘦下去會變得更困難！

Q：減重期間可以吃麵包嗎？如何吃麵包不發胖？

減重期間是可以吃麵包的！重點是選對種類、控制份量。種類建議以

全穀、少糖、少油為主，盡量不要精緻化、加太多料的麵包，像是歐式的全麥麵包就比台式的火腿麵包、蔥花麵包好。另一大重點則是要控制份量，記得扣掉同樣是澱粉類的米飯、麵食，每餐大概吃一個拳頭大小以內的麵包，就能控制在適當份量。所以減重期間偶爾也可以換換口味，午晚餐不想吃飯、麵的時候就用全麥、全穀的麵包替換吧！

Q：減肥能吃麵嗎？吃什麼麵最好？

減重期間可以吃麵，還能選擇蒟蒻麵、減醣麵、櫛瓜麵等不同形式的低卡麵，滿足想吃麵的欲望。飯、麵一直是我們最習慣的主食，但減重的時候又需要控制澱粉量，所以第一步可以先從減量開始，原本吃一坨麵可以試著變半坨，營養師也建議可以嘗試混合的形式，例如半坨麵加上蒟蒻麵，這樣不僅能滿足想吃到麵的感覺，熱量、澱粉也都能減半！

市面上可以買得到蒟蒻麵、減醣麵，或者也可以買櫛瓜回家，自己用廚具削成麵條狀，都是很好的替換食材。（第 4 章的食譜將介紹這些減重期間的最佳食材）

Q：水果太甜，不吃水果會變瘦嗎？

水果糖分高，減重時確實要特別注意！減重期間份量要吃得比平時少一點，一天大約吃一至兩個拳頭大小的水果最剛好，不僅能避免攝取過多醣類，還能維持攝取到適量的維生素 C。挑選時也可以稍加注意，可以避免過熟的水果，例如變黑的香蕉、太軟爛的香瓜、哈密瓜類等，通常過熟的水果會有更多好消化的醣類，會更容易造成血糖上升，讓身體趨向儲存脂肪的狀態。（第 47 頁有詳細討論）

Q：吃辣可以幫助減肥嗎？

　　辣椒裡面的辣椒素確實可以促進代謝，但因為食物中含量較少，所以效果有限，如果想要吃到能減重的效果，可能每天要吃到一大把以上！而且大部分「辣」的烹調方式為了有更多的香氣，常常也會使用更多的油，所以就現實面來說，吃辣可能沒辦法幫助減肥。就算每天真的可以吃到一大把辣椒，也會增加胃的負擔，因此不建議特別挑選辛辣的料理。更好的方式是維持較清淡、簡單的飲食，挑選少糖、少油的料理，就能達到減肥的效果。

Q：減重必須完全放棄甜食嗎？

　　原則上來說是的！減重期間吃越少精製糖、添加糖的食物就減得越快、成效更好。如果真的忍不住很想吃甜點犒賞自己，那一定要去運動，而且要把甜食安排在運動後吃。這樣做有兩個目的，第一是可以先消耗熱量，讓甜點帶來的額外熱量不會造成太大的傷害，第二是運動後肌肉應用血糖的機制會更快速、更敏銳，這時候吃下去的甜點、醣類會優先進入肌肉補充能量，就能避免通通跑進脂肪細胞，造成脂肪堆積的問題。

Q：減肥可以吃炸物嗎？

　　減重期間不可以吃炸物！炸物可以說是減重期間的天敵，不僅熱量密度超級高，也會造成身體發炎。一隻炸雞腿的熱量大約等於兩隻滷雞腿，吃炸的食物，非常容易錯估熱量，可能一個不小心就吃進了平常兩倍的熱量！另外當身體發炎就會造成代謝、循環卡關，甚至還會分泌一些發炎因子，這些發炎因子是促進脂肪合成，造成肥胖的元兇之一，所以減重期間絕對要避開炸物！

Q：可以吃什麼零嘴解饞？

減重期間因為要維持熱量赤字，吃的會比平常還要少，難免會碰到肚子餓或心靈上的空虛感，這時候挑選零嘴有兩大原則：

第一，越原型的食物越好。原型食物加工過程少，不僅不會添加隱藏的油、醣，本身營養價值也不會因為加工流失。

第二，蛋白質為主的食物。蛋白質是減重期間最重要的營養素，可以防止肌肉流失，所以必須吃得比平常更多。

所以像是無糖豆漿、無糖豆漿豆花、茶葉蛋、水煮蛋、滷豆乾、滷牛腱這些食物，是減重期間可以吃的零嘴。

Q：減肥藥有效嗎？

減肥藥大部分是有效的，但就如同保健食品與藥品一樣，保健食品可以長期補充，適量吃不會有副作用，而藥品本身可能有較高的風險、負擔，所以不建議長期食用，甚至有些風險較高的藥品更需要經過醫師開立才能食用。所以減肥藥雖然可以較快速看到功效，卻不是可以養成不復胖體質的方式。

想要擁有健康的身體、一直不復胖的體質，建議還是要從飲食、運動著手。減肥藥對一般人來說頂多可做為短期加速的方式，除非有迫切性的需求或本身已經體脂過高有立即的健康風險，不然不應該長期採用。

Q：減肥一定要算熱量嗎？不知道食物熱量可以成功減重嗎？

不算熱量也可以減重！正如本書提到的，挑選好的食物即能有效地減少熱量，再搭配營養師具體化的份量建議，各類別食物吃到適度的份量，就算不去計算熱量，也能達到熱量赤字的效果。前期更建議可以跟著本書

第 4 章的食譜試試看，實際料理之後，就會更了解每一餐大致上可以吃到的份量、大小，之後烹調時再自行選用類似的食物替換，就能達到不算熱量也能成功減重的效果。

Q：減肥要先減脂還是先增肌？減脂也會減掉肌肉嗎？

如果之前沒有規律的重量訓練習慣（每週 2 天以上），其實減肥初期不用特別在意是增肌還是減脂，只要開始認真、規律的運動，是可以同時達到增肌減脂的效果。

我們在減重期間，熱量赤字的情況下，身體會開始分解脂肪，一般來說脂肪、肌肉都可能被做為燃料，但可以藉由提高飲食中的蛋白質來避免肌肉流失，這也是為什麼不復胖的減重飲食要特別強調肉類要吃足，只要有足夠的蛋白質，身體就會優先燃燒更多的脂肪！

Q：運動完可以不吃東西嗎？熱量赤字更多會不會瘦更快？

在 1-4 談到運動能加速燃脂。運動時間如果有達到一小時，運動後就一定要吃東西！雖然不吃東西會有更多的熱量赤字，體重也可能會掉，但多掉的是肌肉的重量，脂肪可能不會掉更多！運動久了會造成肌肉的受損，若是熱量赤字又太多，這些受損無法恢復，不僅會讓體質變差、代謝更慢，還可能會影響體力的恢復，讓你感到越減越累、越減心情越差。

運動達到一小時，就算不餓也建議補充適度的蛋白質，可以選擇鮮乳、無糖豆漿或者希臘優格都是不錯的選擇。（可參考本書 4-5 運動前後的食譜推薦）

Q：年紀越大會越難成功減重嗎？

代謝雖然跟年紀有關，但更重要的是身體有沒有維持良好飲食與運動、活動的習慣！大部分我們碰到的問題是隨著年紀增加，辦公室坐越久越不注意飲食，也越少安排運動時間。當飲食越吃口味越重、越吃越大魚大肉時，就造成吃進去的熱量直線上升，而坐久不動，就會讓代謝率持續下降，不僅運動消耗的熱量少了，肌肉沒有足夠的刺激也會漸漸地流失，讓基礎代謝持續下降。所以減重是否成功跟年紀沒有絕對相關，跟生活習慣才有關係。只要改變飲食、作息，就算年紀增加，還是可以跟達到良好的減重效果。

Q：聚餐時怎麼吃？聚餐後該怎麼彌補呢？

減重期間難免會碰到聚餐，首先應該專注在當下如何減少傷害，可以試試以下聚餐時的小技巧：

一、先吃蔬菜或肉，少吃飯：蔬菜、肉有較多的膳食纖維跟蛋白質，先吃下肚可以稍微減緩飯的碳水化合物吸收，這樣也能略微達到控制血糖的目的。

二、選擇無糖飲料或喝水：其實聚餐中含糖飲料可以算是傷害最強的食物之一，精製糖吸收速度超級快，很容易影響到血糖，所以千萬不要點含糖飲料，可以試試無糖紅茶、麥茶，或者直接搭配氣泡水、檸檬水。

聚餐後，可能吃太多攝取了超標的熱量，這時候最建議可以騎腳踏車或散步回家，少搭幾站捷運、公車，先選擇這類不會太激烈的運動，至少讓身體活動先消耗一點點熱量；回到家後建議也可以早點睡，吃足、睡飽，明天精神好，就安排比平常多一倍的運動時間，這樣就能以運動帶動身體代謝脂肪，彌補吃大餐的困擾。

Q：減重停滯期該怎麼突破？

　　減重難免會碰到停滯期，這可以想像是身體設定停損點的概念，在 21 天內比較不會碰到這問題，通常是減重 2 到 3 個月以上，已經減少一定數字後才會發生，這個時候有兩個辦法可以嘗試，讓我們快速打破停滯期。

　　第一個方式是「採取短期極端的飲食法」，像是利用 1 到 2 天的時間，一天只吃一餐，或整天不吃，欺騙身體好像遇到飢荒的狀態，同時打亂飲食的生理時鐘，讓身體重新設定、調整。但這方法不建議長期使用，只能非常短時間、為了打破平衡而使用。

　　第二個方式是「先別管體重，我們來培養更好代謝的體質」，在停滯期也能換個方向思考，如果身體覺得已經減很多該稍微緩緩了，也許可以遵照身體的本能，先不急著將體重持續往下降，讓我們把目標轉向「增肌、減少體脂率」，在身體卡關、休息的同時，鍛鍊更多的肌肉，這樣也許體重不會下降，但體脂肪率一定會減少，外型看起來更 Fit，在這階段培養更多燃燒熱量的肌肉援軍，就能為後面下一階段的減重目標打好基礎！

Chapter

03

21 天養成
瘦習慣全計畫

3-1

打造易瘦不復胖體質，
21 天達成目標

想建構健康易瘦不復胖的體質，飲食調整最關鍵。減脂飲食計畫總共需要 21 天，我們會從三大原則著手：

- 原則一：聰明選食，吃對比例，戒酒戒糖。也就是從選對食材開始改良飲食，優化腸道菌，打造燃脂體質。
- 原則二：早少、午多、晚剛好。要能夠調整作息，吃好睡足，強化體內各項減脂激素。
- 原則三：運動加持，提高代謝，極速燃脂。搭配運動並結合飲食，提高身體代謝極限。

這三個原則都做到，就能讓減重減脂速度不只是快，更能打造優秀的體質，減重衝刺後也能穩定達到目標。

經過 21 天之後，不僅可以習慣易執行、有效的飲食模式，更可以培養出內外兼顧的高代謝體質，達到健康、減脂的效果。

原則一：聰明選食，吃對比例，戒酒戒糖

許多人聽到減重直覺反應會覺得好像要吃很少，一想到就累，還沒開始就失去一大半動力。所以打造燃脂體質的第一步，我們從最高效率、最低負擔的方式開始調整，不用餓肚子還能快速看到成效，讓你越減越順，越減越有信心！營養師精心設計吃得飽又能瘦的飲食計畫，朝「多吃享瘦」的方向前進。

為什麼減重反而可以多吃呢？這就跟食物的「營養密度」、「熱量密度」有關。

營養密度指的是同樣熱量下食物所含的營養有多少。舉例來說，吃一碗糙米飯大概有將近 300 大卡的熱量，而喝一杯多多綠飲料可能也差不多 300 大卡，兩者雖然都是 300 大卡，但糙米飯除了碳水化合物之外，含有更多的礦物質、維生素，營養密度高，在吃進熱量的同時也幫助身體補充了需要的營養素，而這些營養素就是維持代謝的關鍵。攝取「營養密度高」的食物能避免好像吃飽但身體不夠健康的「隱性飢餓」問題發生。

熱量密度則是指同樣體積的食物帶給我們的熱量都不相同，舉例來說，同樣都是提供蛋白質的牛肉，牛里肌跟牛五花同重量下相比，熱量就差兩倍以上，而且還不包含烹調的差異。所以想要多吃享瘦，就從挑選好的食物開始吧！只要選對食物、用對烹調方式，不要說餓肚子，你說不定還能吃得比現在更飽！

減重燃脂第一個原則「**聰明選食，吃對比例，戒酒戒糖**」。照著這句祕訣，只需要一週的時間就能看到明顯的體態變化。

實際上要怎麼更精確仔細的執行呢？讓營養師來為你一一講解。

1. 聰明選食，吃對比例

如同前面點破的，不同食材有不同的熱量密度，選對食材就贏了一半，但不僅僅熱量控制、提升飽足感這麼簡單，各種食材自有其特別的營養、功效，只要吃對比例，身體走向脂肪合成的路徑就會大大降低，提升更多燃脂空間，這時需要增加的食物是「蔬菜」跟「肉類」，特別強調一定要多菜、多肉！

以熱量的角度來看，蔬菜是熱量密度極低的食材，符合我們高營養、低熱量的食材標準，且在低熱量提供飽足感的同時，我們還可以攝取大量的膳食纖維，這些膳食纖維是益生菌的養分。

在前期我們不僅僅是**控制熱量**，背後的用意是要讓腸道菌叢開始大改革，瘦的人有較好的腸道菌生態，用對方法，就能擺脫原本的易胖腸道菌，一起養成變瘦的本錢「**好的腸道菌**」，這是易瘦體質最重要最起始的一大步，畢竟改善體質是需要一點時間慢慢累積，所以首要、最重要的原則就著重「大量的膳食纖維」讓腸道可以開始動工、改善，為減重減脂打好最佳地基。

> **多菜＝控制熱量、提升飽足感、調整腸道、培養易瘦體質**

而肉類是我們最重要的蛋白質來源，你可能會好奇，肉類熱量不低，為什麼還要多吃？肉類的熱量我們可以從種類、部位來控制，主要選擇豆製品、雞肉、魚肉，搭配里肌、腿肉等低脂肪的部位，就可以達到攝取蛋白質又控制好熱量的理想狀態。

特別增加肉類的原因是減少血糖上升與防止代謝下降！用蛋白質多的肉類替換碳水化合物的米飯，能有效減少胰島素分泌，抑制身體合成脂肪的作用！足量的蛋白質是減重減脂避免肌肉細胞跟著脂肪細胞一起流失的最佳方式，吃足肉類維持代謝好體質能延緩停滯期、平原期的到來，也是讓好不容易掉下去的體重不會谷底反彈提升的最佳方式，想要順順減、一直減，養成瘦習慣，就絕對要吃足夠的肉！

❝ 多肉＝維持代謝、降低脂肪合成效率 ❞

2. 戒酒戒糖，戒除惡習

講到飲食的壞習慣，可能每個人都不同，但想有效減脂減重，最重要一定要改的兩項壞習慣就是喝酒、多糖。如果本身有這兩個壞習慣，只要痛下決心一次改變，成效絕對會讓你非常滿意。

酒精的熱量與濃度有關，每 1 克的酒精含有 7 大卡熱量，算一算一小罐啤酒可能才不到 150 大卡，大約半碗飯的熱量，也許有人會說：「我工作完晚上喝罐啤酒，少吃半碗飯不就好了？」錯！大錯特錯！**酒精的影響不只是熱量**，更重要的是酒精在代謝的過程中會刺激身體停止脂肪的消耗，並且增加脂肪合成的作用，所以我們不能只看表面上的熱量不多，其實隱藏在熱量底下的生理作用，會讓你的燃脂體質大受影響。因此千萬記得，減重期間一定要戒酒、避開酒精，不然好不容易身體已經開始持續使用脂肪，突然就被幾罐啤酒打斷多不划算！想要有清涼消暑的感覺？那就換成氣泡水吧。

而糖這件事就更不用說了，直接戒糖吧！精製糖在許多的論文研究、調查中都證實了會造成肥胖、慢性疾病，我們一再提到「胰島素是身體走

向脂肪合成最關鍵的營養素之一」，只要一吃進精製糖，血糖就會快速反應，身體也會想盡辦法把這些快速的能量留著，就只好拚命地往脂肪細胞塞，吃越多、頻率越高，就離瘦習慣越遠。而且不論是精製糖還是酒精，都會影響腸道菌的生長，打亂我們辛苦建立的易瘦腸道。所以在一開始，我們就必須痛下決心戒酒、戒糖。

如果你真的是嗜甜如命的螞蟻人，需要慢慢調整步調，那初期可以先以代糖飲料試試，至少代糖飲料減少熱量，也減少胰島素分泌，但一定也要努力地走向完全戒糖！（代糖飲料不建議長期食用，短期對身體影響較小，但長期來說也會影響到我們的易瘦腸道菌）。

所以第一個原則就是要一起做到 2 多（菜多、肉多）2 少（酒少、糖少），我們就可以：

1. 培養腸道菌，打造燃脂體質
2. 減少脂肪生成，幫助減脂
3. 喚醒身體，促進代謝

原則二：早少、午多、晚剛好

調整減脂基礎的腸道、代謝體質後，下一個原則是改善生活作息，飲食時間、睡眠長短也與減脂息息相關。就如前面提到的，光是多睡三個小時就能提升減脂效率，而進食時間呢？不僅會影響胰島素，也會影響到睡眠的品質！所以調整作息的關鍵因子在於飲食，吃對時間與食物，就能維持在最佳的減脂生理時鐘！至於要怎麼安排最適合？好食課營養師歸納了一句口訣：

> **「早少、午多、晚剛好」，聰明分配三餐。**

以前有一句俗語說「早餐吃得像皇帝，午餐吃得像平民，晚餐吃得像乞丐」，聽起來是個早多晚少的倒三角飲食，但這種方式其實更適合以前農業社會，日出而作日落而息，大部分的活動、勞動都是在一大早，當然要吃得多。而晚上收工後也是就早早睡覺，所以晚餐吃得少，這確實有其道理。

但如今整個社會結構不同、工作性質不同，原本五、六點出門工作變成了八、九點上班，時間整整推遲了三個小時，早餐比農業時代還要晚吃，可是午餐時間卻還是維持在十二點，若照以前的觀念，會變成一早吃太飽，反而中午吃不多，到了下午又肚子餓想吃各種零食，如此會變得更難控制飲食。

根據現在的生活作息，我們應該要調整成：

1. 早上吃少，盡量低醣
2. 中午吃多，均衡營養
3. 晚上剛好，舒適好眠

早上建議攝取蛋白質、脂肪較多的食物，只要抵抗飢餓感，可以打起精神、維持工作效率即可，對空腹會胃食道逆流的人來說，也不會有太久沒吃東西不舒服的狀況。而較少碳水化合物的早餐會讓血糖更穩定，體內的機制就會更傾向將脂肪分解而不是合成的方向。簡單來說，「早上吃少」原理其實是類似輕度 168 間歇性斷食的概念，卻不會有胃痛、影響精神等太明顯的副作用。

早餐後 3 到 4 個小時馬上就接一天最重要的午餐，午餐要吃多！多量少餐，吃得夠飽，下午就不會肚子餓找零食；吃得夠飽，就更有精神應付一整天最花體力、腦力的時段；吃得夠飽，6 到 7 小時後只要再吃少量的晚餐，不久就可以安穩入睡，所以**午餐可以說是銜接一整天飲食作息最重要的一餐。**

　　而到了晚上，為什麼吃得剛剛好就好？其實晚餐與睡眠有密切的關聯。你是否曾經發生過，要睡覺的時候覺得肚子脹脹的不是很容易入眠的情況？吃進去的食物需要時間消化，一般米飯這些富含碳水化合物的主食可能只要 2 小時左右就能消化得差不多，而雞肉、魚肉等蛋白質為主的食物則是需要 4 個小時左右。但如果今天晚餐吃的是含有大量脂肪的五花肉、炸物，只要份量稍多，消化時間甚至會拉長到 6 到 8 小時！就算晚餐提早在晚上 6 點吃，只要吃進過量的脂肪，可能到了 12 點都沒辦法舒適地入眠。因此晚餐吃剛好就好，有足夠的蛋白質、適當的熱量，避免肌肉流失代謝下降即可。

　　至於適合晚餐的食物，我們可以特別著重一些有利於睡眠的飲食。像是乳品能提供色胺酸、褪黑激素、酪蛋白，不僅可以提升睡眠品質，也能夠補充長效吸收的蛋白質，根據研究指出，睡前攝取酪蛋白可以幫助肌肉生長，肌肉代表著代謝數值，這也是建立不復胖體質的其中一個小技巧。平日飲食則是可以偶爾用含有芝麻素、鎂的黑芝麻調味，或者主菜選用鯖魚、秋刀魚等等富含 omega-3 的魚類，水果則是依照季節選擇鳳梨、香蕉、橘子，根據研究指出，攝取這些熱帶水果可能可以提升體內的褪黑激素，幫助入眠。

　　第二個大原則「**早少、午多、晚剛好**」就是以飲食調整作息，伴隨加強睡眠品質的飲食方針，讓整體穩定、順暢的走向減脂，當習慣了這健康

的生理時鐘，體內的減脂激素就能發揮最佳效果，養成更好的減脂體質。

照著第二個原則走，我們就可以達到：

1. 舒暢好眠，睡覺也減脂
2. 穩定作息，加速來抗脂

原則三：運動加持，提高代謝，極速燃脂

在調整食物份量、比例以及作息的睡眠、用餐品質後，剩下最重要的就是運動。想讓減重減脂順暢、養成不復胖體質，運動是絕對不能少的！但別擔心，千萬不要把運動想成要你去跑半程馬拉松，或者要去健身房練出一身肌肉，不是！這個階段是沒運動經驗也能依照自己體能狀況執行，為了喚醒你的細胞代謝的運動。

在這邊也要特別說明一件事，運動絕對不單單是消耗熱量這麼簡單，千萬不要上網查查資料發現動半天好像沒有消耗多少熱量就作罷。就是因為太多人運動只看消耗熱量，算了老半天覺得跑了半小時好像連一碗飯的熱量都不到，就開始灰心喪志，無法持續。別忘了，運動消耗多少熱量只是最表面、淺層的好處，我們更看重的是運動時帶來的減脂連鎖效應。

喚醒肌肉與代謝需要有足夠的運動強度與時間，但每個人起始的體能狀況不同，所以先試著達到以下目標：

運動頻率：每週3天以上

如果沒有運動習慣，強度一開始不會非常高，因此中間間隔一天的休息是足夠讓你完全恢復的。不要給自己有太多藉口，想盡辦法把時間排開，一週至少要運動三天，這樣不間斷的刺激肌肉細胞，才能讓代謝維持在較

佳的水準。而且頻率與時間是你可以達到的目標。在我們還沒有太高強度的運動下，就用頻率與時間來換取更多的成果吧！

運動時間：每次最少30分鐘以上，最好達1小時

其實 30 分鐘是一開始還沒重新安排好生活作息的底線，建議每次盡量達到 1 小時的運動時間，畢竟穿好運動服，出門一趟，怎麼可以才剛熱完身就回家呢？而且熱身的強度通常也較低，運動時間太短，還沒達到強度並維持適當一段時間可是會讓效果打折的喔。別忘了，運動消耗的熱量與你的運動時間呈正比，同樣強度下，運動兩倍的時間，就消耗了兩倍的熱量，所以每次一定要運動超過 30 分鐘，最好達到 1 小時（當然你也可以一天分兩個時段各 30 分鐘達到 1 小時的目標）

運動強度：心跳130以上或者感覺微喘無法順暢說話

強度是最容易因為每個人體能狀況而有差異的項目，所以我們以自身的強度來定義，如果有穿戴裝置，可以測量看看，盡量每次運動的時候都讓心跳可以達到每分鐘 130 以上；如果沒有穿戴裝置測量，可以粗略地從呼吸的頻率來看，通常心跳 130 以上時，我們會沒辦法很順暢的邊運動邊完整講出一句話，可能每講 4 到 6 個字就需要吸氣、換氣，這就是有達到一定的強度！

根據以上頻率、時間、強度的運動目標，挑選你喜歡的運動，不論是跑步、騎單車、跟朋友打球，甚至是在家跟著影片做健身，只要能達到目標、融入生活，就是適合 21 天養成瘦習慣計畫的運動型態。

提升運動成效，增加燃脂細胞

運動前後，若是能注意飲食，對減脂會更有成效。

- **運動前的飲食**：在運動的當下會消耗更多能量，也會提高細胞對胰島素的敏感性，有如一把把鑰匙，幫你打開肌肉細胞的大門，讓血液中的能量（血糖）可以趕快跑到肌肉細胞，就不會在血管裡停留太久，被抓去囤積在脂肪細胞裡。運動前 1 至 2 小時吃進食物所造成的血糖上升，可以靠運動快速的下降，減少脂肪堆積。
- **運動後的飲食**：增加代謝減少脂肪就是靠這餐，吃對成效就加倍！運動完不僅是肌肉細胞胰島素敏感性增加，全身的血液循環也會因為心跳提高，運送得更快速，營養更容易輸送到大門敞開的肌肉，這時候血糖、能量一經過肌肉細胞就被抓走了，脂肪細胞想要囤積也完全搶不贏肌肉細胞，沒有任何資源的脂肪細胞，就會「回家吃自己」持續地用脂肪能量來消耗，所以運動後的飲食吃對，就能同時達到增肌、減脂的效果。

肌肉就是身體最佳的燃脂細胞，在減脂的同時增加一點肌肉，不僅瘦得快，還能保證更不會復胖。

運動後這餐，吃足蛋白質，成效才會好

也因此第三原則一定要特別注重運動後的這一餐。或者是說運動後必定要加上以蛋白質為主的這一餐，請記得盡量吃到 20 克以上蛋白質才會有較佳的成效。

依照一般上班族的作息，通常是在晚上運動，所以運動日可將晚餐拆

成兩小餐，運動前只要補充一些碳水化合物，讓你有足夠的體力接受訓練即可。

而運動後與過去觀念不同，你必須吃得多吃得夠！營養師在本書 4-5 設計了 250 到 450 大卡之間的運動後餐點，可以依照自己當天運動強度來做選擇，至於怎麼選？因為每個人的基礎體能不同，可以根據自我感覺來評估。先在心中想著 1 到 10 分，1 分是躺在沙發上看電視最放鬆、輕鬆的狀態；10 分是去健身房讓教練帶你做最累的訓練，結束已經累到要躺在地上休息不想動的強度。

強度在 5 分以下（大約是你持續做這個運動 30 分鐘到 1 小時以上也沒問題的強度）就可以選擇比較低熱量一點的組合，我們單純把蛋白質吃足就好。

但強度在 6 分以上（可能在做半小時就會有點累）就需要多補充營養，可以吃熱量超過 350 大卡的組合，藉由這種方式，就能根據不同強度來調整，讓運動加上飲食有最佳的減脂成效。

睡前2小時，不要激烈運動，食物補充以液體為主

此外，還有一個特別需要注意的地方，運動有時候也會影響到睡眠，如果睡前運動強度太高，可能會刺激腎上腺素等讓你興奮的激素，造成睡覺時輾轉反側睡不著。

如果今天下班比較晚，距離睡覺時間只剩 3、4 小時該怎麼辦？你還是要運動，只是可以選擇耐力類型的運動，輕度、心跳不會瞬間飆到太高的運動，例如可以試試瑜伽、皮拉提斯，或者穿上慢跑鞋在住家附近跑個 30 分鐘，這樣做可以促進身體循環代謝、消耗體力與熱量，但同時也不用擔心太過刺激影響到睡眠。別忘了「睡好」是我們第二個重要的減脂原則，

培養好的減脂習慣，千萬不能忘記要有好睡眠。

而慢步、輕度運動完可能距離睡覺時間只剩 2 到 3 小時了，這時候吃太多食物會來不及消化，影響到睡眠，在飲食上我們可以多採用「液體」、「軟質」取代「固體」食物，例如豆漿、鮮奶、優酪乳等等，同樣可以提供優質蛋白質，但消化速度絕對比雞胸肉、豬里肌來得快，這樣就能兩全其美，吃進足夠蛋白質，也帶著舒適的狀態進入睡眠。

執行這個原則，我們可以達到：

1. 運動耗能，增加熱量赤字
2. 吃動搭配，增肌減脂效能

為什麼是 21 天減脂計畫？

你聽過 21 天可以養成一個新習慣嗎？其實這指的是新習慣的養成「**至少**」需要 21 天，而我們的「瘦習慣」不僅要改善飲食、作息還要加上運動，肯定是要花更久維持的！但別忘了，減重減脂是一個需要有給予自己更多信心，讓自己越減越開心、越減越有動力的旅程。

設計 21 天減脂計畫的意義原因在於，持續執行 21 天三個星期後，你開始會適應、逐漸養成良好的習慣，將**三大原則融入生活**，在這個時候**體態也有了明顯的改變**，是時候可以回過頭檢視自己所做的調整以及獲得的成果，你會更加有信心，給予自己肯定，並且有更強的動機、更多的動力讓減重計畫持續下去。當你埋頭執行計畫的時候，可能不會發現自己已經有很大的變化，所以試著做一些紀錄吧！開始執行計畫前，可以先回顧一下自己目前的生活型態與體態：

1. 在鏡子前拍張照（請盡量記錄各角度、最真實的身材）
2. 一早起床上完廁所尚未吃東西前站上體重機測量體重與體脂（最好能測量到體脂）
3. 拍下目前的一日三餐（最好能有 2 到 3 天）
4. 回想並記錄近兩週喝含糖飲料、吃甜點的狀況
5. 回想並記錄近一個月的運動次數、時間、項目
6. 打開手機看看每日的睡眠時間

以上幾點都是 21 天易瘦不復胖飲食調整、改善的關鍵，在開始前先審視、提醒自己，原來這些飲食、作息都是需要被改變的。

而執行完 21 天易瘦不復胖飲食以後，別忘了找個安靜的下午或晚上，再把這六個題目重新整理一次，將兩個數據做比對，不論是照片或者是數字，相信你一定可以看到明顯的差異！也同時回顧這 21 天，是不是沒有想像中的太困難？要持續維持下去、持續瘦下去好像也是可以的。

沒錯，21 天就是讓你看到成效，給予自己更多信心，更願意改善生活的設計，相信你會讓這個健康的瘦習慣無痛的融入生活，一輩子都能健康易瘦不復胖！

達成目標後，怎麼維持健康易瘦不復胖體質？

在開始吃或者吃完 21 天易瘦不復胖飲食後……你可能心中會有些疑問：

「該繼續維持嗎？」

是的，請繼續維持，減重減脂不只是減重減脂，而是讓你有更健康的

生活習慣，因此請維持下去吧！ 21 天後你將會覺得健康易瘦不復胖的減脂方式其實沒有那麼困難，是可以融入生活，長期執行的方式。

「不繼續照著吃會復胖嗎？」

請先給自己一個肯定，這次不只是減重瘦身，還是「健康」的減重瘦身，不會有極端飲食造成的代謝下降問題，所以只要維持良好的生活習慣，就不用擔心會復胖！

「21 天吃完……算一算只能瘦 3 公斤？這樣我用生酮飲食好像瘦得更快？」

減重減脂其實一直都沒有捷徑，生酮飲食、極低熱量飲食確實是能快速減少體重的方式，但極端飲食並不適合長期執行，當你一停下這些飲食方法，身體反撲的力量可能會更強！國民健康署近期發表的《成人肥胖防治實證指引》，特別針對生酮飲食與極低熱量飲食作出建議，根據統整多數現有的研究後，專家得出的結論是生酮飲食與極低熱量飲食是不建議做為長期飲食方式的飲食法，且如果想要短期執行，也必須要有醫事人員、營養師監督。短期內嘗試極端飲食法，不僅要承擔停止後的復胖風險，更可能減重的同時將健康也一起搞砸了。對於減重減脂，我們更應該是把目標放遠，放在正確的時間以及你想要「長期達到、維持的那個目標」，輕鬆地融入生活，長期地執行下去，這時候易瘦不復胖飲食就是幫助你健康又有效減重的最佳方式。

「如果之後碰到上班輪班、出國飲食文化不同、時差不同的狀況該怎麼辦？」

別擔心，當你學會 21 天的瘦習慣計畫後，也同時建立了好的飲食與生活習慣、喚醒了高代謝的體質，只要別忘記三個原則，以及其中強調的幾項小重點，可以自行從這些原則彈性調整，就能夠繼續維持健康不復胖的體質。

舉例來說，當你出國飲食習慣不同時，「**多菜多肉戒酒戒糖**」要怎麼執行？很簡單，選擇當地的海鮮、雞肉並且避免飲酒與含糖飲料，再加上這 21 天稍微磨練的熱量計算技能，就算吃的東西跟第 4 章的菜單不一樣，你依然能安全度過飲食文化的難關。

「**早少午多晚剛好**」原則，如果作息跟別人不一樣呢？就根據你兩餐的間隔以及睡眠的時間調整，最大的原則就是下一餐如果隔得久，中間又需要消耗許多腦力、體力，那這一餐就是你應該吃最多的那一餐！

「**睡眠運動不可少**」，運動時間是一定要的，翻開行事曆看你每一天能空出的時間，就算是深夜也可以在河堤騎腳踏車、慢跑，而睡眠時間就嘗試前面提到幫助睡眠的飲食（第 70 頁），讓自己調整好狀態，不管在什麼時段，都睡好睡滿足夠的時間。

只要掌握這計畫的三大原則，不論任何環境下，相信你都能達成健康的 21 天易瘦不復胖減脂瘦身的目標。

Chapter
04

營養師精心設計
減重食譜

4-1

運用三原則，
現在開始執行 21 天美味減重計畫

健康易瘦不復胖減重飲食以 21 天來規畫，21 天的時間是可以看到減重成效，也能漸漸養成瘦習慣的天數。我們將 21 天分成三個階段，每一階段剛好是一週，每週設定不同的目標，在執行飲食計畫時就可以更有方向的調整：

第一週改造期

第一個星期，你必須理解，剛開始的 7 天內不會立即看到明顯外觀或體重數字上的成效，為了打造不會復胖的體質，減重前期必須是「慢慢來比較快」，因此這個階段我們稱做改造期。我們應該把注意力放在你已開始「進行改變」、「開始慢慢養成好的體質」，有意識的往不復胖減重之路邁進。

在這個階段你將會感受到飲食改變其實沒有那麼困難，只要跟著三大

原則，減重飲食也可以很有彈性、很好吃，同時我們將重複複習基礎觀念，邊跟著食譜吃對照學習營養師教你的選食原則，一起執行有效又實用的不復胖減重飲食。

在第一週我們需要做到：

1. 開始**跟著食譜吃**
2. **認識食物**的種類
3. 有意識的**分辨好與不好**的食物

第二週信心增強期

到了第二個星期，跟著營養師的菜單吃了一週後，你開始會看到體態、體重數字有穩定的改變，是回頭檢視減重效果、以數據增強自己信心的階段。在這週我們藉由照片、體重機，甚至是平常的飲食紀錄，對照開始減重前的照片、紀錄，就可以發現，短短的兩週在各個方向都有了不小的成果，給自己一個肯定，只要繼續照著做，就能往減重目標一步步邁進。

而運動方面，如果第一週就勤快運動，到了第二週你會開始覺得運動好像更順暢，其實沒有想像中的難，而且只要動起來，身體消耗脂肪的速度就會更快！

睡眠如果睡足 7 到 8 小時，搭配營養師的均衡飲食食譜，營養攝取夠了，身體也有更多時間修補、代謝，你會發現除了減重有成效之外，在精神上也會有明顯的改善，有更多的精力應付每天繁雜的工作。

在第二週我們需要做到：

1. 嘗試食譜中的**替換食材**，飲食有更多變化

2. **提高運動時間與頻率**，最好能達到每週 3 次，每次 1 小時的運動量

3. 特別注意**運動後**跟**睡眠前**的兩大重點飲食

第三週習慣養成期

邁入第三週，飲食、運動、睡眠三大重點都經過調整，並維持了一段時間，到了這週我們要把這些好習慣都固定，持續一次又一次的執行，就能養成可以一輩子健康減重的生活方式。

21 天易瘦不復胖飲食是集結營養師臨床經驗，最多人可以執行實踐、養成習慣的飲食方式，可以大幅減少減重飲食常發生無法堅持的問題，不會吃太少餓肚子，不會因為午餐沒辦法準備太多菜色而無法執行。更不會很痛苦地改變卻又馬上胖回來。

飲食上的調整不如生酮、極低熱量飲食那麼劇烈，有時候甚至會覺得只是些微的調整，就這樣潛移默化的融入生活當中。

在第三週我們需要做到：

1. 養成**觀察飲食**的習慣：每一餐不論怎麼調整，都懂得為什麼這樣吃
2. 養成**觀察體態**的習慣：固定每週回顧照片、體重等數據
3. 養成**觀察生活**的習慣：確認穿戴裝置、手機或者筆記本紀錄下的運動與睡眠時間有達到目標

成為自己的減重營養師，快速學會設計每日菜單

減重菜單是為了讓執行飲食改變時有一個準則，可以更快速地踏入減重的計畫，但若要養成習慣，有適度的彈性、改變是非常重要的，這樣不僅可以避免飲食太重複而覺得無趣，甚至還有許多人從中培養出烹調的興

趣，更願意自己研發、烹煮屬於自己的健康餐點。謹記第 3 章提到的三大原則：

- 原則一：聰明選食，吃對比例，戒酒戒糖
- 原則二：早少、午多、晚剛好
- 原則三：運動加持，提高代謝，極速燃脂

只要掌握這三點，你也能跟著營養師設計的菜單，調整出符合自己生活習慣的個人化菜單。21 天體質改造設計的菜單，主要可以從三個重點來規畫：

1. 三餐的熱量分配

我們一天熱量大約會安排在 1,300 到 1,500 大卡間，其中早餐的熱量只有 250 到 350 大卡，午餐跟晚餐都在 450 到 550 大卡間，這樣分配的原因是考量到活動量與身體儲存脂肪的機制。早上吃得少，能讓身體晚一點打開儲存脂肪的開關，是更有利於減重的方式。而午餐、晚餐必須要有足夠的能量、愉快的心情，來應對長時間的工作、加班或每天最重要的個人時間，所以必須要多安排一些熱量。

2. 營養素比例

減重飲食會安排減醣的營養素比例，尤其是早餐盡量避免碳水化合物，大約只有 15% 以內，而午、晚餐則是將碳水化合物控制在 40% 或以下。減少碳水化合物的量就能減少胰島素分泌，也減少血糖跑進脂肪細胞囤積的機會。除了減醣之外，為了防止肌肉流失、代謝下降，每一餐都會安排

至少 20 克以上的蛋白質，足夠的蛋白質能維持血液中胺基酸濃度，減少肌肉的流失。

3. 熱量分配

　　食物有全穀雜糧、乳品、水果、蔬菜、豆魚蛋肉、油脂共六大種類的食物，除了每一種類都要吃到外，要特別多吃的就是蔬菜跟豆魚蛋肉類，若是開始自己設計菜單，別忘了每一餐可以先從這兩種食物開始規畫，多吃這兩樣就能達到防止肌肉流失、減少肚子餓的問題！

　　後面介紹的三餐菜單都是以上面的基礎來規畫，所以雖然每道料理看起來不太一樣，營養卻是十分充足的！當你要準備餐點的時候，可以從後面營養師設計好的早餐、午餐、晚餐食譜各挑一道喜歡的料理製備即可，當然想要嘗試新口味或者買食材時需要隨季節替換的話，也可以試試替代食材。這些都是有減重效果，也兼具美味與彈性的食譜。

　　如果你對 21 天食譜料理已經很熟練了，想要設計自己的菜單，可以這樣預估熱量：2-1 有一張「六大類食物營養素」（第 55 頁）及衛福部提供的「食物代換表」，可以應用這兩個表格找出食物的熱量。先對照目前食譜設計的食物，利用食物代換表找出這是哪一種六大類食物以及有「幾份的份量」（例如：高麗菜 50 克，就代表是蔬菜類 0.5 份），接著可以在同一個類別的表格中找尋自己想要替換的食材，並計算同樣的份量（例如：高麗菜可換成青江菜 50 克；又或是牛腱 70 克可以換成蝦仁 100 克）。利用這種方式就能設計出更適合自己、符合季節也喜歡吃的菜單！想要自行開發更多菜單，也可以先用表格將每道菜的食材分類，就能更輕鬆地快速替換。當然有時候為了食物的美味，稍微多或少 0.2、0.3 份都是沒關係的。

三階段學會設計自己的減重菜單

只要理解上述營養師設計菜單的邏輯，接下來想設計個人化的每日減重菜單就相當容易，只需要循序漸進三個階段：

入門：從營養師設計好的早餐、午餐、晚餐食譜自由搭配

初級：根據個人喜好與季節替換食材

進階：以三餐的熱量分配、營養素比例、熱量分配三大重點，配合 2-1 的熱量計算和食物代換表，自行開發更多菜單。

特殊食材介紹

這次的食譜有一些特殊的食材，在推薦食譜上可以交替應用：

1. 方便性食材：鮪魚罐、無糖花生醬

即食性的食材，可以非常快速完成料理，減少製備、準備的時間，但營養上也非常適合減重減脂，有足夠的營養素。

2. 低碳水化合物食材：櫛瓜麵、蒟蒻麵、減醣麵、花椰菜米、杏仁粉

可以替換平常的主食（飯、麵），大幅減少每一餐的熱量與碳水化合物攝取量，若想要加速減重，每天可以將午餐或晚餐其中一餐的主食替換成這些低碳水化合物食材。

3. 高白質食材：千張餅皮、希臘優格、高蛋白粉、豆花

除了肉類之外的高蛋白質選擇，讓食物更多元，並且不論在早餐、點心、運動後都能輕鬆攝取到更多蛋白質的食物。

4. 營養師推薦食材：糙米、栗子、燕麥片、洋菜粉

一般烹調可能會用到的食材，但減重時營養師特別推薦，適合提高頻率，具有攝取更全面營養，可以解決飢餓感、降低脂肪堆積等效果的食材。

如果當天有運動，你需要吃運動後的料理！

減重一定要搭配運動才會快、才會更有效，所以記得一定要動起來，不論是慢跑、騎車、重訓或者在家跳繩都可以，要讓身體的代謝增加。運動後的飲食也是減重的關鍵，如果達到一定運動量，「不吃反而更容易胖」，運動後我們最少需要補充 15 到 20 克的蛋白質來幫助代謝脂肪、維持肌肉，這樣才能保持住高代謝燃脂的體質，所以對照自己的運動時間，跟著以下的建議來做：

1. 運動時間不滿 30 分鐘：不需另外補充食物，但請盡快提升運動量
2. 運動時間超過 30 分鐘：參考 4-5 的運動後食譜，照著吃來補充蛋白質
3. 運動時間超過 2 小時（參加比賽、訓練除外）：請減少運動量，平日運動建議介於一至兩小時內即可，避免身體過度疲勞、肌肉流失
4. 運動前 6 小時完全沒吃東西：請參考 4-5 運動前食譜，在運動前 2 小時先補充飲食，避免運動中無力完成課表（舉例來說，如果中午 12:00 吃完午餐，加班到 19:30 才去運動，來不及吃晚餐，那麼建議在 17:00 至 17:30 可以先吃個運動前料理，或者吃點水果補充一點能量）

4-2

早餐推薦食譜

早餐在減重過程中是很重要的一餐，我們採用低醣飲食結合間歇性斷食的優點，在早餐時間特別減少碳水化合物，也設計較低的熱量。但為了減少肚子餓、沒精神的問題，在餐點中或多安排富含**蛋白質與纖維**的食物，達到延長飽足感、防止肌肉流失的效果，重點營養素安排如下：

1. 熱量：250~350 大卡間
2. 碳水化合物：15% 內
3. 蛋白質：大於 20 克

早餐使用的特殊食材有**水煮鮪魚罐、杏仁粉、豬小里肌、千張餅皮、高蛋白粉**，可以替換掉早餐最常見的麵包、吐司、蛋餅皮、麵粉等高碳水化合物的食材，輕鬆達到低醣飲食。

鮪魚洋菇歐姆蛋

鮪魚洋菇歐姆蛋是一道低熱量又有飽足感的料理，也是美式飲食常吃的飲食之一。用不需要花太多時間前製備的水煮鮪魚罐頭，再加上兩顆雞蛋補充豐富的蛋白質，同時以平常較少攝取到的白色植化素（香菇、洋蔥）為健康打下基礎。富含蛋白質、膳食纖維的設計，是開啟元氣早晨的美味料理。

食材	份量	熱量	蛋白質	脂肪	醣類
鮪魚罐頭	30g（約 1/4 罐）	79.89	5.43	4.29	0.39
洋菇	50g（約 2 朵）	12.5	1.45	0.05	2.65
洋蔥	30g（約 1/4 顆）	12.0	0.3	0.03	3.0
雞蛋	2 顆	147.4	13.75	9.68	1.98
橄欖油	5ml（1 小匙）	44.2	0.0	5.0	0.0
營養素小計		295.99	20.93	19.05	8.02
碳水化合物占熱量比例	11%				

● 作法

1. 洋菇、洋蔥切末備用。

2. 打散雞蛋放入碗中備用。

3. 在平底鍋中加入橄欖油，加熱至中火，放入洋菇、洋蔥炒香，盛起備用。

4. 將平底鍋再次加熱，倒入蛋液，用中火煎至蛋液凝固成蛋皮。

5. 將炒好的洋菇、洋蔥和鮪魚放入蛋皮中捲起，表面可撒黑胡椒調味，裝盤後即可享用。

營養 TIPS **水煮鮪魚罐**

平常我們在準備肉類時常常需要前製備（清洗、切片、切塊）花的時間較久，在匆忙的早餐時間，更適合水煮鮪魚罐這種半成品的熟食，只要開罐就能快速應用。鮪魚本身熱量、脂肪低，很適合做為減脂餐使用，但別忘了，要買「水煮」鮪魚罐，不要買到油封的喔！

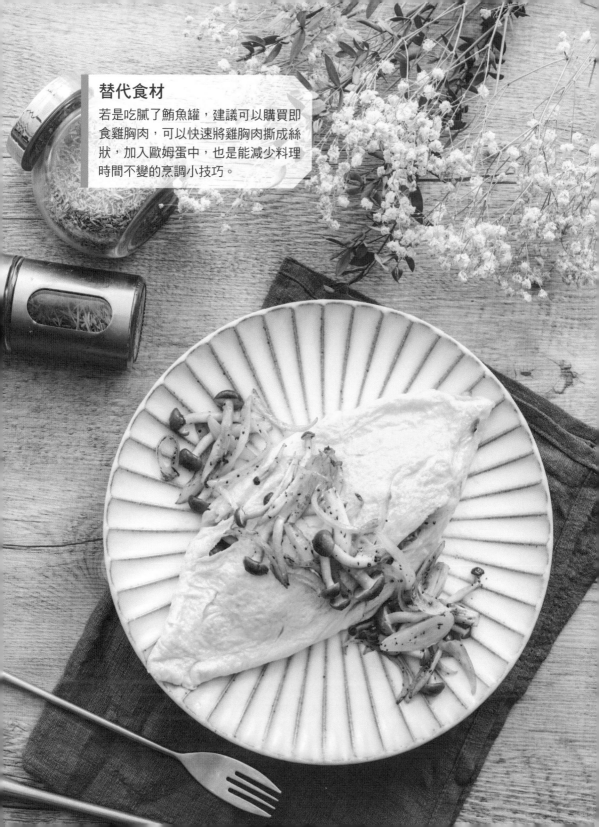

替代食材

若是吃膩了鮪魚罐，建議可以購買即食雞胸肉，可以快速將雞胸肉撕成絲狀，加入歐姆蛋中，也是能減少料理時間不變的烹調小技巧。

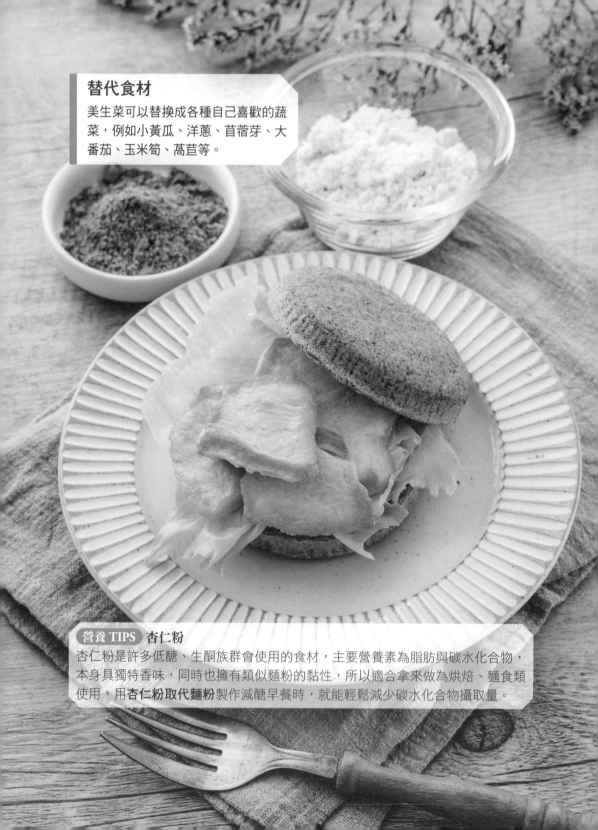

替代食材
美生菜可以替換成各種自己喜歡的蔬菜，例如小黃瓜、洋蔥、苜蓿芽、大番茄、玉米筍、萵苣等。

營養 TIPS 杏仁粉
杏仁粉是許多低醣、生酮族群會使用的食材，主要營養素為脂肪與碳水化合物，本身具獨特香味，同時也擁有類似麵粉的黏性，所以適合拿來做為烘焙、麵食類使用，用**杏仁粉取代麵粉**製作減醣早餐時，就能輕鬆減少碳水化合物攝取量。

低醣漢堡

　　不論是美式早餐的漢堡、三明治，或者中式早餐的蘿蔔糕、包子，都是碳水化合物含量高的食物，減重期間應盡量避免。低醣漢堡以杏仁粉、亞麻籽粉取代常見的麵粉，就可以做出平常吃到的料理，並達到減醣的效果。

食材	份量	熱量	蛋白質	脂肪	醣類
杏仁粉	18.75g	115.0	5.0	8.9	4.0
亞麻籽粉	10g	54.8	2.4	5.4	3.0
椰子粉	7.5g	45.5	0.5	5.6	2.1
泡打粉	1.25g	2.3	0.0	0.0	0.6
洋車前子粉	5g	9.5	0.0	0.0	4.5
雞蛋	27.5g（半顆）	36.9	3.4	2.4	0.5
美生菜	50g	10.5	0.65	0.05	2.4
去皮雞胸	70g（約 1/3 片）	81.9	16.31	1.33	0.42
營養素小計		356.4	28.26	23.68	17.52
碳水化合物占熱量比例		20%			

* 以上份量為一份，建議可於假日一次做四、五份。

● 作法

低醣漢堡麵包

1. 將杏仁粉、亞麻籽粉、椰子粉、泡打粉和洋車前子粉混合在一個碗中，攪拌均勻。

2. 將蛋液打入碗中，攪拌均勻並揉捏均勻。

3. 烤箱預熱 180 度，取兩個烤模，倒入**作法 2** 食材，放入烤 20 分鐘即完成。

雞肉漢堡

1. 美生菜清洗乾淨，剝至適當大小。

2. 雞肉煎熟。

3. 將下層漢堡麵包、美生菜、雞胸肉、上層漢堡麵包依序疊放即完成料理。

黑胡椒里肌肉沙拉

　　黑胡椒里肌沙拉是擷取中式黑胡椒豬排麵＋西式沙拉兩者優點的料理，挑選低脂、高蛋白質的里肌肉，去掉最多碳水化合物的麵類，再加上沙拉裡面滿滿的蔬菜膳食纖維，能完美控制熱量、營養素，早餐也能吃得美味又開心。

食材	份量	熱量	蛋白質	脂肪	醣類
豬小里肌	120g（約掌心大）	166.8	25.32	6.48	0.0
蘿蔓萵苣	50g	5.5	0.5	0.1	1.15
甜椒	80g	22.0	0.6	0.3	5.2
優格（無加糖）	100g	79.0	3.1	3.3	2.3
營養素小計		273.3	29.56	10.2	8.69
碳水化合物占熱量比例		13%			

● 作法

1. 豬小里肌表面抹上加鹽、黑胡椒靜置約 5 分鐘。

2. 鮮萵苣葉洗淨、切成適當大小，放入沙拉碗中備用。

3. 紅、黃甜椒切成小丁，快速汆燙後放入沙拉碗中與萵苣拌勻。

4. 熱鍋後加入橄欖油，待油熱後加入豬小里肌煎至熟，撒上少許黑胡椒。

5. 煎熟的豬肉放在沙拉碗中，淋上優格，即可享用。

營養 TIPS　**豬小里肌**

營養師平常建議肉類多選擇海鮮、家禽，但家畜仍有許多低脂、高蛋白的特定部位，像是小里肌、後腿肉、牛腱等。家畜類選對部位一樣可以在減重的時候食用，還可以吃到肉類中較好吸收的**鐵質**，是女生不可或缺的食物來源之一。

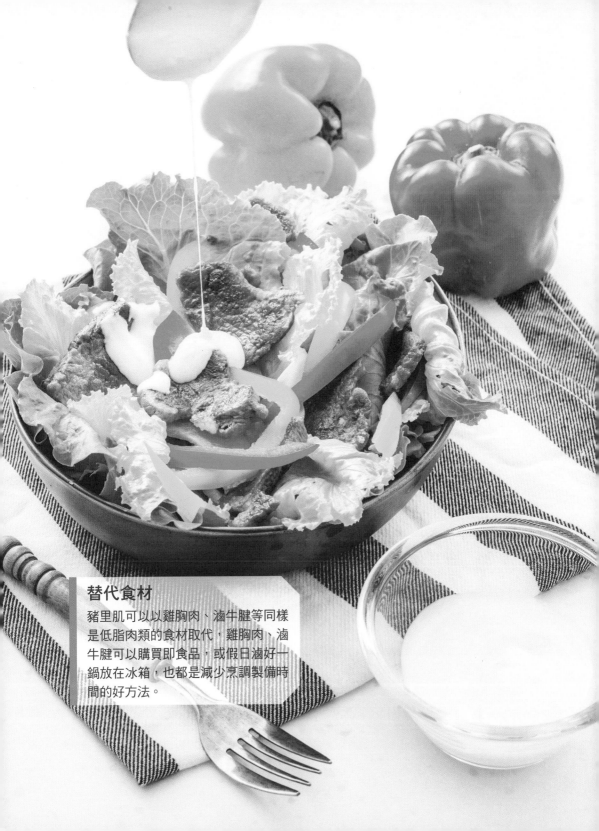

替代食材

豬里肌可以以雞胸肉、滷牛腱等同樣是低脂肉類的食材取代，雞胸肉、滷牛腱可以購買即食品，或假日滷好一鍋放在冰箱，也都是減少烹調製備時間的好方法。

千張雞肉蔬菜蛋餅

　　千張雞肉蔬菜蛋餅其實就跟平常早餐常吃的蔬菜蛋餅很類似，只是將蛋餅皮換成低醣的千張餅皮，並且加上能填補蛋白質的雞胸肉，小小的變化就能改善蛋餅高碳水化合物的缺點，並且補足早餐最常不足的蛋白質營養。

食材	份量	熱量	蛋白質	脂肪	醣類
千張餅皮	8g	32.32	4.25	1.3	0.89
美生菜	60g	7.2	0.42	0.06	1.68
洋蔥	40g	16.0	0.4	0.04	4.0
雞蛋	55g (1 顆)	73.7	6.88	4.84	0.99
去皮雞胸	70g (約 1/3 片)	84.7	16.38	1.61	0.0
橄欖油	5ml (1 小匙)	44.2	0.0	5.0	0.0
營養素小計		258.12	28.33	12.85	7.56
碳水化合物占熱量比例		12%			

● 作法

1. 洋蔥切末，美生菜洗淨切碎。

2. 雞蛋打入碗中，打散。

3. 在碗中加入洋蔥，攪拌均勻。

4. 在平底鍋中加入橄欖油，放入雞胸肉與千張餅皮，分別煎熟。

5. 倒入雞蛋液，用餅皮覆蓋於蛋液上。

6. 翻面把雞胸肉、美生菜放置於餅皮上，將蛋餅捲起即完成。

7. 可撒上適量鹽或黑胡椒調味。

（營養 TIPS） **千張餅皮**

千張餅皮是由**大豆**製成，因原料從一般麵皮的麵粉換成大豆，營養素上多了許多的蛋白質，也減少了碳水化合物。千張餅皮可以用來包餛飩、水餃或者做成蛋餅皮等料理，很適合減重的時候食用。

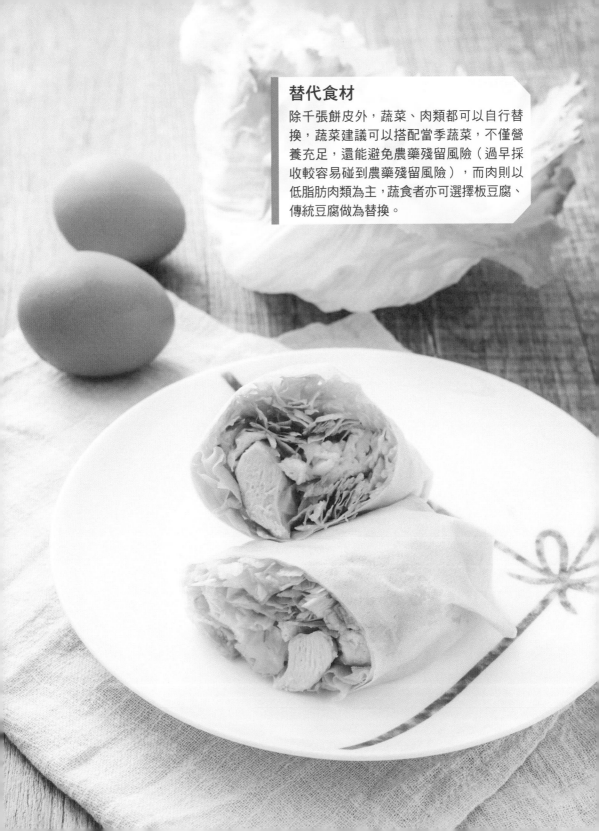

替代食材

除千張餅皮外，蔬菜、肉類都可以自行替換，蔬菜建議可以搭配當季蔬菜，不僅營養充足，還能避免農藥殘留風險（過早採收較容易碰到農藥殘留風險），而肉則以低脂肪肉類為主，蔬食者亦可選擇板豆腐、傳統豆腐做為替換。

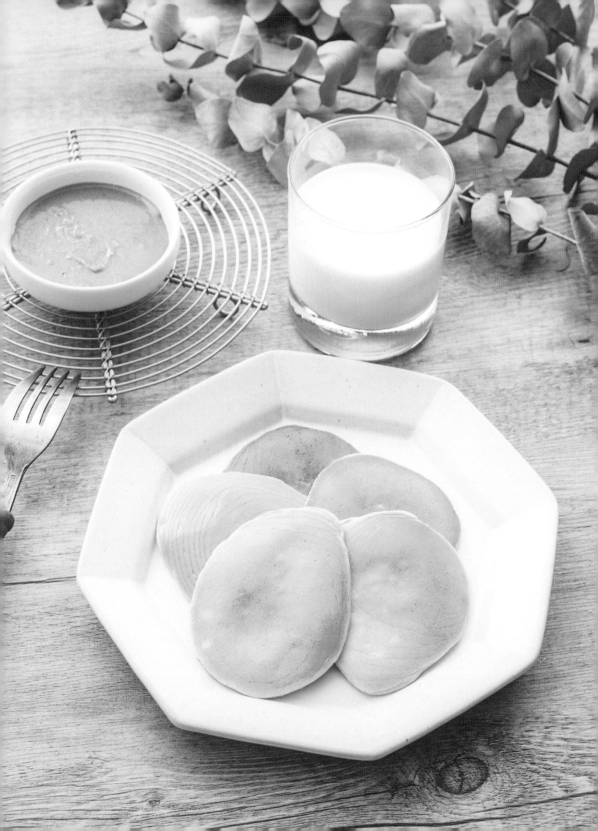

高蛋白花生鬆餅

以高蛋白粉取代麵粉做成美式鬆餅，高蛋白粉通常一份就有 20 到 25 克蛋白質（依各品牌建議湯匙量為主），加入一份就達到一餐需要的蛋白質量，再以無糖花生醬調味，可以增加口感與飽足感，搭配鮮乳更能補充鈣質。

食材	份量	熱量	蛋白質	脂肪	醣類
高蛋白粉	30g	100.0	25.0	0.0	2.0
全脂鮮乳	50g（約馬克杯半杯）	32.0	2.0	2.0	2.0
無糖花生醬	10g（2 大匙）	62.9	3.4	4.9	1.3
雞蛋	50g（1 顆）	67.0	6.25	4.4	0.9
營養素小計		261.9	36.65	11.3	6.2
碳水化合物占熱量比例		9%			

● 作法

1. 將高蛋白粉倒入一個大碗中，加入鮮奶、花生醬並攪拌均勻，直到沒有顆粒。

2. 將雞蛋打入碗中，並攪拌均勻。

3. 平底鍋熱鍋，將攪拌均勻的麵糊倒入鍋中，整成圓形，煎至鬆餅邊緣變硬後翻面。

4. 煎至兩面熟透後即可取出食用。

營養 TIPS **高蛋白粉**
高蛋白粉是運動健身族群最常使用的補充品，是由天然乳品濃縮、乾燥而來，**蛋白質比例達到 80% 以上**。運動後若是不想準備料理，可以直接沖泡冷水食用；若是平常三餐及點心，則可以適量加入提高整餐蛋白質比例，但仍建議以食物為主。高蛋白粉適合用在特殊時間（運動後）以及營養補強上（補充正餐蛋白質不足）。

替代食材
花生屬於堅果種子類，油脂高碳水化合物少，比果醬更適合做為減醣早餐用的抹醬。除了花生醬之外，也可以選用芝麻醬、杏仁果醬，但別忘了都要挑選「無加糖」的產品，不然就會攝取到過多碳水化合物，無法達到減醣效果。

4-3

午餐推薦食譜

　　午餐時間，考量到大部分人都是上班族，都需要出外工作，平常沒有辦法在家慢慢烹調完再享用午餐，因此，午餐的設計上都是以烹調好放在冰箱保存，隔天直接帶去加熱的餐點為主，米飯類相較於麵類更適合冷藏後再復熱，所以午餐都會以**米飯類為主食**。

　　營養素安排上，碳水化合物占比只要在 45% 以下就算低醣飲食，在這邊我們抓得更嚴格一點，大約落在 35 至 40%，這個比例與平常飲食相比，還是可以安排適量的米飯，飲食習慣與平常不會差異太大，更容易適應，是不會有太大負擔的減重比例。

　　熱量則是符合一天活動量的分配，比早餐多出了許多熱量，每一餐大約落在 450 到 550 大卡之間。

　　重點營養素安排如下：

1. 熱量：450~550 之間
2. 碳水化合物：50 克以下（約 40% 以下）
3. 蛋白質：高於 25 克

　　午餐使用到的特殊食材有**花椰菜米、栗子、毛豆、豬後腿肉、豬小里肌**，花椰菜米和栗子是可以替換穀物、澱粉類的食物，而毛豆、豬後腿肉、豬小里肌則是較低脂肪的優質蛋白質來源，可以做為每一餐的主餐，達到降低熱量又能吃到足夠蛋白質的目標。

鮭魚蛋炒飯

炒飯類其實只要用油量控制得好，反而是可以輕鬆吃的均衡料理，將蔬菜、肉、蛋都放進鍋中一起拌炒，一道菜就能充分吃到各種營養。如果想要降低更多熱量、碳水化合物的話，**可以將糙米換成花椰菜米，熱量大約可以再少 100 大卡，同時也能減少 25 克以上的碳水化合物。**

食材	份量	熱量	蛋白質	脂肪	醣類
糙米 (生)	40g	142.0	3.12	0.36	30.96
雞蛋	1 顆	73.7	6.88	4.84	0.99
青蔥	10g	1.8	0.15	0.03	0.42
洋蔥	30g	12	0.3	0.03	3.0
鮭魚	100g	158	24.3	6.0	0.0
青江菜	100g	8.0	1.3	0.0	1.6
橄欖油	10ml (約 2 小匙)	88.4	0.0	10.0	0.0
醬油	5ml (約 1 小匙)	4.5	0.39	0.0	0.74
營養素小計		**488.4**	**36.44**	**21.26**	**37.71**
碳水化合物占熱量比例		**31%**			

● 作法

1. 糙米以米：水 =1：1.2 比例浸泡一小時後，放入電鍋煮熟。

2. 鮭魚切小塊，青江菜、洋蔥、青蔥切絲。

3. 起油鍋，將鮭魚煎熟後取出備用。

4. 開大火將雞蛋打入鍋中快速拌炒至凝固。

5. 加入青蔥、洋蔥爆香後放入青江菜。

6. 加入**作法 1** 的糙米飯，翻炒均勻後加入鮭魚。

7. 以醬油調味後即完成。

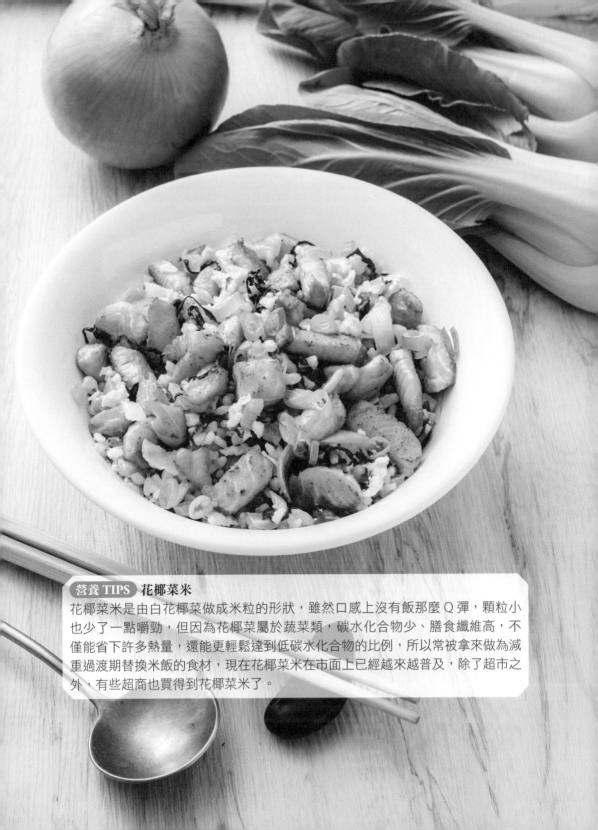

營養 TIPS 花椰菜米

花椰菜米是由白花椰菜做成米粒的形狀，雖然口感上沒有飯那麼 Q 彈，顆粒小也少了一點嚼勁，但因為花椰菜屬於蔬菜類，碳水化合物少、膳食纖維高，不僅能省下許多熱量，還能更輕鬆達到低碳水化合物的比例，所以常被拿來做為減重過渡期替換米飯的食材，現在花椰菜米在市面上已經越來越普及，除了超市之外，有些超商也買得到花椰菜米了。

栗子嫩雞鮮菇炊飯

　　炊飯是能濃縮食材風味又好準備的料理，只要先將配料簡單煎炒，再放到電鍋中與米飯共同烹煮即可。這裡肉類的選擇是雞腿肉而不是最低熱量、最低脂肪的雞胸肉，因為雞腿肉帶皮，乾煎的時候可以將雞皮那面的油煎出來，不僅減少烹調上的用油，還更能讓食材展現原本的香味。

食材	份量	熱量	蛋白質	脂肪	醣類
鴻喜菇	30g	7.5	0.87	0.03	1.59
栗子（生）	20g	48.4	0.92	0.28	11.58
去骨雞腿	120g	206.4	21.6	12.6	0.0
青蔥	10g	2.4	0.14	0.02	0.6
糙米（生）	40g	143.2	3.28	0.64	30.72
青江菜	70g	5.6	0.91	0.0	1.12
醬油	5ml（約1小匙）	4.5	0.39	0.0	0.74
橄欖油	5ml（約1小匙）	44.2	0.0	5.0	0.0
營養素小計		462.2	28.11	18.57	46.35
碳水化合物占熱量比例		40%			

● 作法

1. 糙米前一夜加水浸泡（米：水=1：1.2），放入冰箱。

2. 栗子去殼，雞腿肉切小塊，青江菜切小段，鴻喜菇剝小塊。

3. 熱油鍋，雞腿排皮向下乾煎，煎熟後加入鴻喜菇炒熟，並以鹽巴調味。

4. 將**作法1**的糙米放入電鍋，加進**作法2**的青江菜與栗子等炒料。

5. 加入醬油。

6. 電鍋按下蒸煮，煮熟後約燜15分鐘即完成。

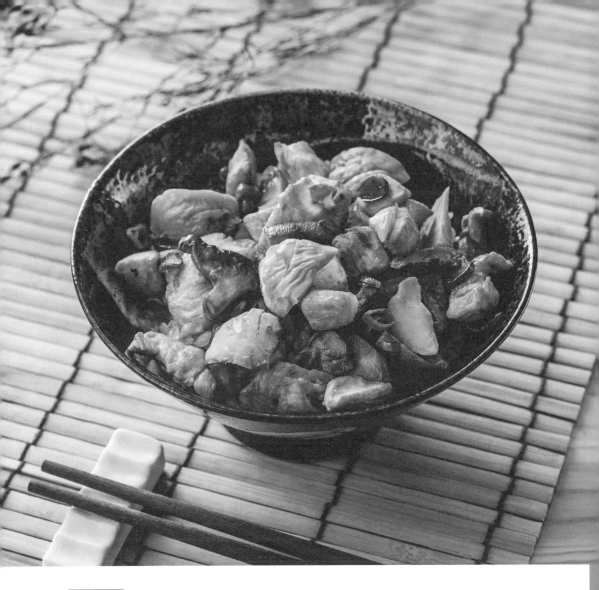

營養 TIPS 栗子

每一餐的全穀雜糧除了米飯外，我們最常想到的就是麵類、地瓜或者馬鈴薯等根莖類，而栗子也被歸類在富含碳水化合物的全穀雜糧類，所以如果平常點心吃到糖炒栗子或使用栗子泥的甜點時，別忘了減少下一餐的米飯食用量，才能控制好碳水化合物。這餐我們用栗子取代部份米飯，在同樣的營養條件下讓食材有更多的變化，增加料理的風味。

雞蓉玉米毛豆鮮菇粥

粥類通常比較少出現在減重菜單中，因為米飯經過長期烹煮會發生糊化作用，澱粉會變成更容易吸收的形態，對血糖的影響會更快速。因此我們會採用控制量、頻率的方式，為了增加餐點的多樣性，大約每週吃一次，每次使用飯量在半碗內就不用太擔心。

食材	份量	熱量	蛋白質	脂肪	醣類
糙米（生）	40g	141.6	3.28	1.0	30.04
甜玉米	20g	19.4	0.66	0.5	3.56
毛豆仁	30g	34.8	4.38	0.99	3.75
去骨雞腿	100g	173	16.6	11.3	0.0
紅蘿蔔	30g	10.2	0.33	0.03	2.67
香菇	50g	15.5	1.5	0.05	3.8
高麗菜	50g	10.5	0.65	0.05	2.4
大豆油	5ml（約1小匙）	44.2	0.0	5.0	0.0
營養素小計		**449.2**	**27.4**	**18.92**	**46.22**
碳水化合物占熱量比例		**41%**			

● 作法

1. 糙米前一夜加水浸泡（米：水 =1：2），放入冰箱。

2. 雞腿切丁，紅蘿蔔、香菇、高麗菜切絲。

3. 熱油鍋將雞腿炒至金黃，加入香菇、毛豆、紅蘿蔔、高麗菜稍微炒香。

4. 將**作法3**炒料放入糙米中，加入玉米粒，以電鍋蒸煮或小火燉煮。

5. 煮至米飯稍微呈現糊狀即完成。

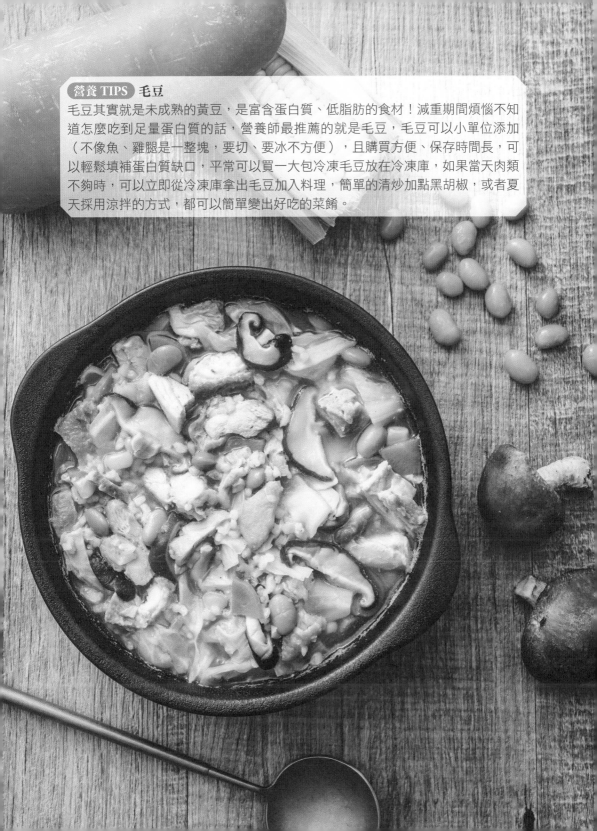

營養 TIPS　毛豆

毛豆其實就是未成熟的黃豆，是富含蛋白質、低脂肪的食材！減重期間煩惱不知道怎麼吃到足量蛋白質的話，營養師最推薦的就是毛豆，毛豆可以小單位添加（不像魚、雞腿是一整塊，要切、要冰不方便），且購買方便、保存時間長，可以輕鬆填補蛋白質缺口，平常可以買一大包冷凍毛豆放在冷凍庫，如果當天肉類不夠時，可以立即從冷凍庫拿出毛豆加入料理，簡單的清炒加點黑胡椒，或者夏天採用涼拌的方式，都可以簡單變出好吃的菜餚。

起司肉醬馬鈴薯＋美式炒蛋＋燙花椰菜

這道菜的概念是從夜市的焗烤馬鈴薯而來，香噴噴的起司、美味的馬鈴薯泥只要調整一下比例，減重期間也是能吃到美味料理的！跟夜市馬鈴薯相比，減重的飲食更著重在蛋白質與膳食纖維，所以加入一個美式炒蛋以及花椰菜，就能將這餐的營養素達到更完美的平衡。

食材	份量	熱量	蛋白質	脂肪	醣類
馬鈴薯	150g	111.0	3.9	0.3	23.7
牛番茄	300g	51.0	2.1	0.3	12.0
大蒜	10g	11.5	0.67	0.02	2.64
花椰菜	80g	15.2	1.44	0.08	3.6
青蔥	20g	3.6	0.3	0.06	0.84
起司絲	20g	64.6	5.02	4.52	0.88
豬後腿絞肉	100g	123.0	20.4	4.0	0.4
雞蛋	1 顆	67.0	6.25	4.4	0.9
橄欖油	5ml (約 1 小匙)	44.2	0.0	5.0	0.0
營養素小計		**491.1**	**40.08**	**18.68**	**44.96**
碳水化合物占熱量比例		**37%**			

● 作法

1. 牛番茄切丁，大蒜切小丁，花椰菜分切小塊備用。

2. 馬鈴薯戳洞，放入微波爐，蓋上濕廚房紙巾微波至熟透。

3. 熱油鍋，放入雞蛋快速攪拌，製成美式炒蛋後盛起備用。

4. 將大蒜放入鍋中爆香，加入豬後腿絞肉炒熟炒香。

5. 加入牛番茄，以少許鹽巴調味，拌炒至肉醬狀。

6. 將馬鈴薯取出置於盤中，中間切半，將肉醬倒入並撒上起司絲、蔥花。

7. 花椰菜快速汆燙後至於盤中，搭配炒蛋即完成。

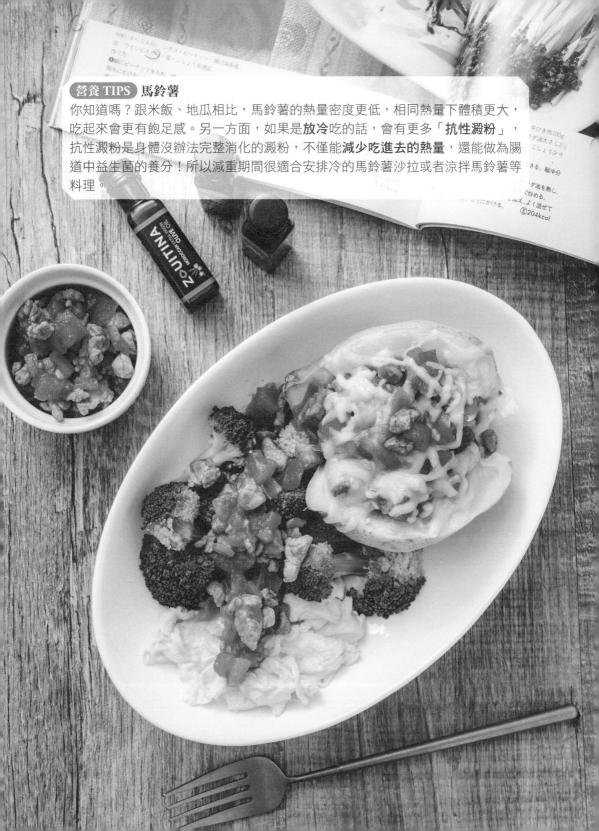

營養 TIPS　馬鈴薯

你知道嗎？跟米飯、地瓜相比，馬鈴薯的熱量密度更低，相同熱量下體積更大，吃起來會更有飽足感。另一方面，如果是**放冷吃的話**，會有更多「**抗性澱粉**」，抗性澱粉是身體沒辦法完整消化的澱粉，不僅能**減少吃進去的熱量**，還能做為腸道中益生菌的養分！所以減重期間很適合安排冷的馬鈴薯沙拉或者涼拌馬鈴薯等料理。

低醣豬排便當

　　如果要做便當，建議可以以三道菜為基準，一道富含蛋白質的**肉類**為主菜，一道含有大量膳食纖維的**蔬菜**，以及可以調配比例以**豆類或蛋**搭配蔬菜的料理。這道料理安排的是炒番茄和煎蛋，蛋補足蛋白質需求，搭配牛番茄增加膳食纖維，其他像是洋蔥炒蛋、杏鮑菇炒蛋或芹菜炒豆干、木耳炒豆干也都符合這類搭配，可以做為替換料理。

食材	份量	熱量	蛋白質	脂肪	醣類
糙米 (生)	40g	142.0	3.12	0.36	31.0
雞蛋	1 顆	73.7	6.9	4.8	1.0
豬小里肌	100g	139.0	21.1	5.4	0.0
青江菜	100g	14.0	1.6	0.4	2.5
牛番茄	150g	25.5	1.05	0.15	6.0
橄欖油	10ml (約 2 小匙)	88.4	0.0	10.0	0.0
營養素小計		482.6	33.8	21.2	40.5
碳水化合物占熱量比例		34%			

● 作法

1. 糙米以米：水 =1：1.2 比例浸泡一小時後，放入電鍋煮熟。

2. 青江菜切段，牛番茄切塊。

3. 起油鍋，將豬里肌排放入鍋中煎熟，以鹽巴調味取出備用。

4. 煎一顆荷包蛋後取出，接著快速拌炒牛番茄。或者是將蛋液放入鍋中快速攪拌，凝固成塊後加入牛番茄拌炒製成番茄炒蛋。

5. 青江菜放入滾水中汆燙。

6. 將豬排、炒番茄、煎蛋、青江菜與糙米飯擺盤即完成。

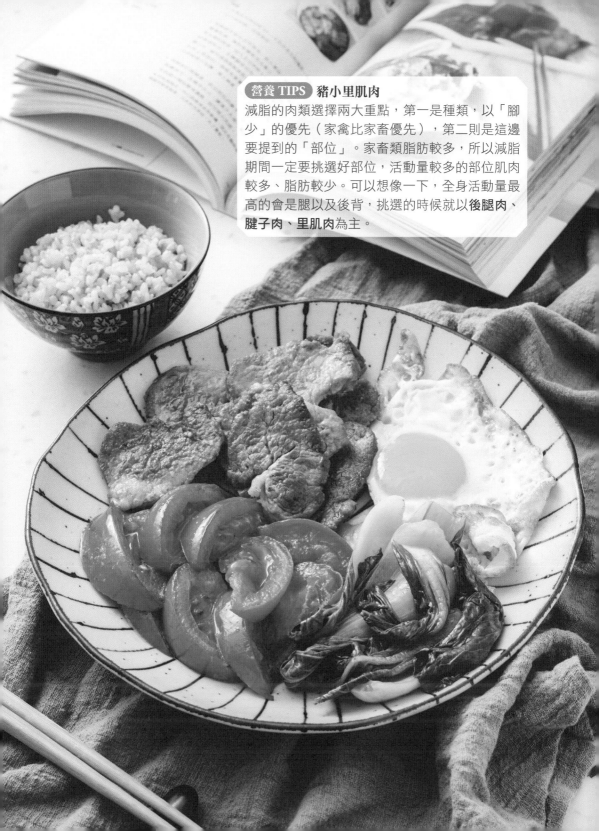

營養 TIPS　豬小里肌肉

減脂的肉類選擇兩大重點，第一是種類，以「腳少」的優先（家禽比家畜優先），第二則是這邊要提到的「部位」。家畜類脂肪較多，所以減脂期間一定要挑選好部位，活動量較多的部位肌肉較多、脂肪較少。可以想像一下，全身活動量最高的會是腿以及後背，挑選的時候就以**後腿肉、腱子肉、里肌肉**為主。

4-4

晚餐推薦食譜

　　晚餐時間，回到家時間也不早，忙碌一個下午，肚子可能已經有點餓了，因此在設計上會以盡量「快速」的料理為主。而且有時候吃完晚餐，過一段時間就要準備睡覺，所以「好消化」也十分重要，不然影響到睡眠也會造成減脂效果降低。考量到這些條件，**麵類**就成為適合晚餐的料理！熱量設計上與午餐相近，大約在 450 到 550 大卡間，這樣總結整天熱量大約會落在 1,300 大卡左右，是最適合健康減重的熱量。

　　另外，因為睡眠時間是身體與肌肉修復最重要的時段，且到隔天早餐約有 10 至 12 小時沒有進食，是一整天兩餐間間隔最長的時間，蛋白質比例上可以多安排一點，會更有利於減脂。

　　重點營養素安排如下：

1. 熱量：450~550 之間

2. 碳水化合物：約 50 克以下（約 40% 以下）
3. 蛋白質：高於 30 克

晚餐使用到的特殊食材有**蒟蒻麵、減醣麵、櫛瓜麵、鯛魚片、地瓜**。一般吃到的麵類是用麵粉製成，不僅碳水化合物含量高，升糖指數（GI 值）也高。因應減醣的風潮，市面上出現了許多可以減少碳水化合物的麵類，像是蒟蒻麵、減醣麵、櫛瓜麵，這些分別是採用蒟蒻、大豆、櫛瓜等食材製成的麵條，保留了類似麵類的口感，同時也達到減醣、減熱量的目的。

鯛魚片則是最容易依需求切塊的低脂肉類，購買時看包裝上的重量，再根據大小抓適當的比例就可以輕鬆烹調。

地瓜與馬鈴薯相比，雖然熱量密度高了一點點，但做成冰心地瓜一樣也會有抗性澱粉，是比米飯更適合執行減醣料理的食材。

香菇雞湯麵

　　常見的家常料理香菇雞湯麵，可以平常先煮好一鍋香菇雞湯冰起來，回家只要加熱，燙個麵，就能立刻上桌，解決下班後怕麻煩不想煮飯的問題！如果想要成效更好，建議可以**把麵條全部或部分替換成蒟蒻麵，整個餐點的熱量可以再減少大約 100 大卡**，碳水化合物也少了 **20 克以上**，是個可以加速減重速度的方式。

食材	份量	熱量	蛋白質	脂肪	醣類
香菇	50g	15.5	1.5	0.1	3.8
洋蔥	80g	31.2	0.8	0.2	7.6
雞腿	150g	235.5	27.8	13.1	0.0
小白菜	50g	4.0	0.6	0.1	0.8
麵條	40g	143.0	4.6	0.6	29.8
紅蔥頭	2g	1.4	0.1	0.0	0.3
薑	10g	1.9	0.0	0.0	0.5
米酒	5ml (約 1 小匙)	6.2	0.0	0.0	0.0
大豆油	10ml (約 2 小匙)	88.4	0.0	10.0	0.0
營養素小計		527.1	35.3	24.0	42.8
碳水化合物占熱量比例		32%			

● 作法

1. 小白菜切段、薑切片。
2. 麵條煮熟備用。
3. 雞腿放入鍋中加薑片煮滾後取出。
4. 另起一鍋，加入薑片、香菇、洋蔥、米酒、紅蔥頭以及雞腿，並加入水蓋過食材。
5. 開大火煮滾後轉小火，蓋鍋蓋燜煮 15 分鐘。
6. 加入小白菜煮熟，並以少許鹽巴調味。
7. 加入麵條即完成。

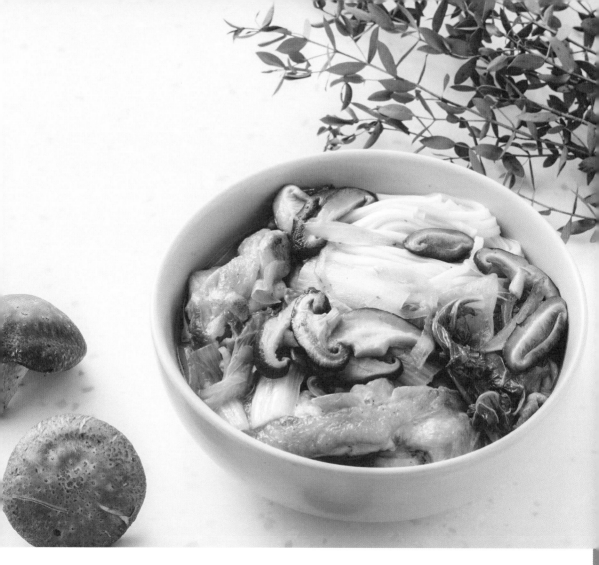

營養 TIPS **蒟蒻麵**

蒟蒻麵是最早期出現的減重麵條，蒟蒻本身幾乎沒有熱量，且口感 Q 彈、扎實，吃起來會咀嚼更多下，更容易產生飽足感。看營養標示，蒟蒻雖含有碳水化合物，但這些碳水化合物更接近膳食纖維的結構，不會完全被人體消化吸收，也因此產生的熱量更低，所以如果肚子餓想要吃更多餐點，不妨增加蒟蒻麵的量，就能提升飽足感又不用擔心熱量爆表！

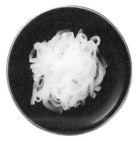

雨來菇海鮮麵

　　海鮮大部分都是低脂、低熱量的蛋白質，減重期間可以多採用，料理海鮮時常用的蔬菜除了海帶、昆布之外，也可以使用雨來菇。雨來菇是一種藻類，口感類似木耳，味道比一般藻類淡，適合拿來做清爽的海鮮料理。

食材	份量	熱量	蛋白質	脂肪	醣類
雨來菇	60g	15.0	1.1	0.1	2.4
洋蔥	50g	20.0	0.5	0.1	5.0
青蔥	10g	1.8	0.2	0.1	0.4
高麗菜	50g	10.5	0.7	0.1	2.4
小白菜	50g	4.0	0.5	0.1	0.9
蒜頭	10g	11.5	0.7	0.0	2.6
草蝦	50g	50.0	11.0	0.4	0.5
蛤蜊	60g	61.8	13.1	0.6	0.0
減醣麵	100g	273.3	21.7	4.3	39.3
大豆油	10ml（約 2 小匙）	88.4	0.0	10.0	0.0
營養素小計		536.3	49.4	15.5	53.5
碳水化合物占熱量比例		40%			

● 作法

1. 高麗菜、洋蔥切絲，小白菜切段，蒜頭切丁。

2. 麵條煮熟備用。

3. 蒜頭、洋蔥放入鍋中炒香，加入蛤蜊與草蝦炒熟，加水蓋過食材。

4. 開大火煮滾後轉小火，加入雨來菇、高麗菜、小白菜煮熟，加鹽巴調味。

5. 加入麵條即完成。

> **營養 TIPS　減醣麵**
>
> 減醣麵大部分是以**黃豆粉**取代部分麵粉，與一般麵條相比，蛋白質提升、碳水化合物下降。減重期間以減醣麵替換麵條就能輕鬆達到減醣目標，購買時也可以觀看營養成分表多進行比較，不同品牌的減醣麵添加黃豆粉的比例不同，可以查看 100 克下蛋白質、碳水化合物這兩個重點營養素的含量，來進行挑選。

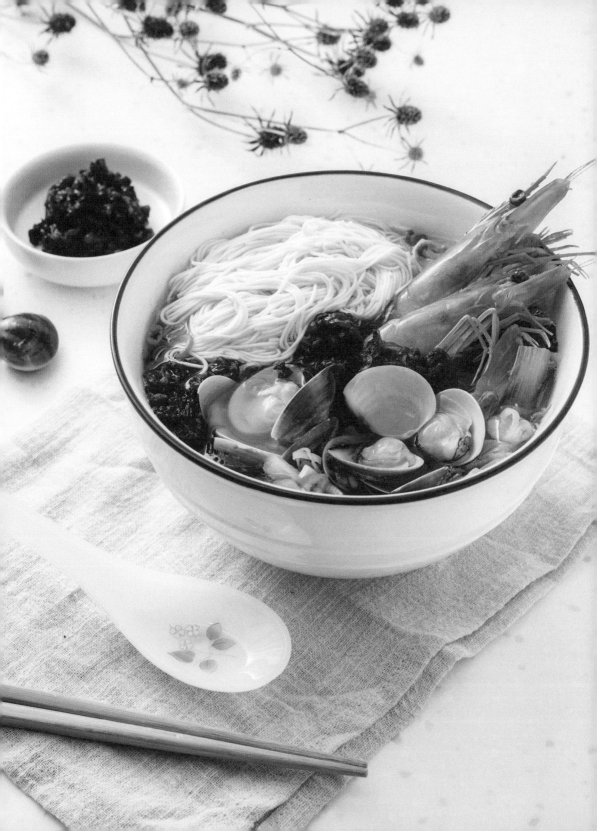

滑蛋鯛魚丼＋青菜豆腐湯

　　晚上也可以試試丼飯系列，米飯可以一次煮好一大鍋冰在冰箱，隔天取出快速加熱。只要一個平底鍋，將食材依序丟入後，再將蛋液淋在飯上，丼飯就能迅速完成。如果營養素不夠，可以再煮一碗簡單的湯，清淡的青菜、豆腐就能添加最需要的蛋白質、膳食纖維兩大營養素。

食材	份量	熱量	蛋白質	脂肪	醣類
台灣鯛魚片（生）	80g	88.0	14.6	2.9	2.0
雞蛋	1 顆	73.7	6.9	4.8	1.0
洋蔥	50g	20.0	0.5	0.1	5.0
糙米（生）	40g	141.6	3.3	1.0	30.0
香菇	50g	15.5	1.5	0.1	3.8
醬油	10ml（約 2 小匙）	9.0	0.8	0.0	1.5
大豆油	10ml（約 2 小匙）	88.4	0.0	10.0	0.0
米酒	5ml（約 1 小匙）	6.2	0.0	0.0	0.0
青蔥	10g	1.8	0.2	0.0	0.4
嫩豆腐	半盒	61.2	5.8	3.6	2.0
小白菜	80g	6.4	1.0	0.2	1.2
營養素小計		511.8	34.4	22.6	46.9
碳水化合物占熱量比例		38%			

● 作法

1. 糙米以米：水 =1：1.2 比例浸泡一小時後，放入電鍋煮熟。

2. 洋蔥切絲，青蔥切成蔥花，鯛魚片依個人喜好整片或切小塊。

3. 熱油鍋煎熟鯛魚，炒軟洋蔥與香菇。

4. 放入醬油、米酒及少許水，小火燜煮 3 分鐘。

5. 加入蛋液炒至凝固，倒入飯上，撒上蔥花即完成。

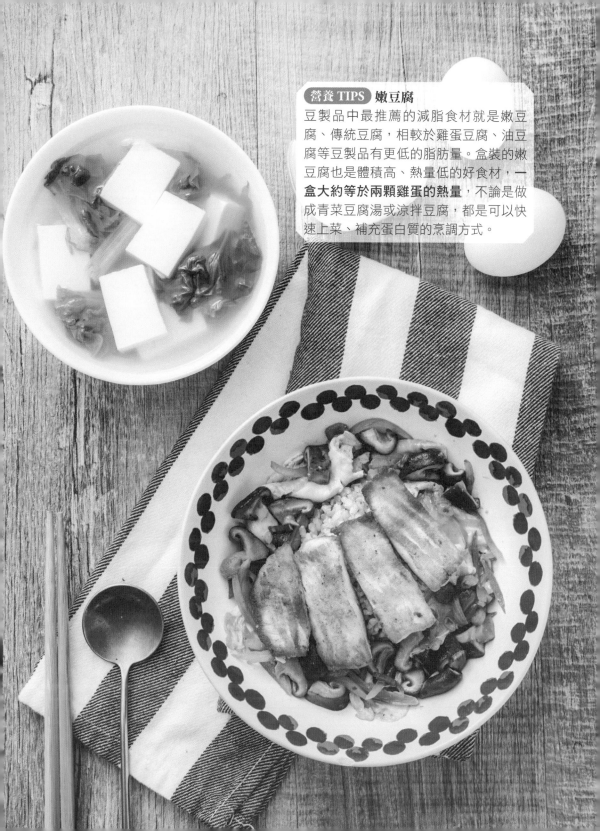

營養 TIPS 嫩豆腐

豆製品中最推薦的減脂食材就是嫩豆腐、傳統豆腐，相較於雞蛋豆腐、油豆腐等豆製品有更低的脂肪量。盒裝的嫩豆腐也是體積高、熱量低的好食材，一**盒大約等於兩顆雞蛋的熱量**，不論是做成青菜豆腐湯或涼拌豆腐，都是可以快速上菜、補充蛋白質的烹調方式。

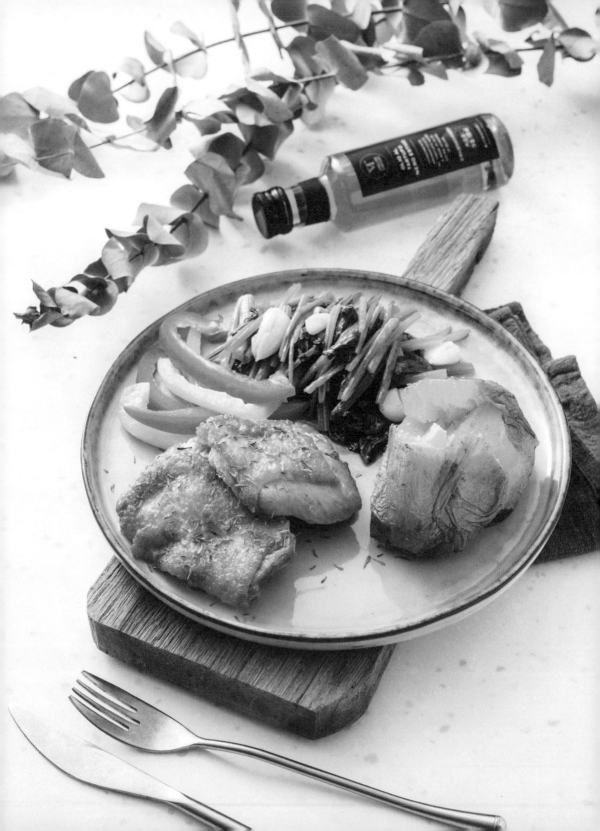

義式香烤雞腿排＋蒜香炒菠菜＋烤地瓜

　　晚餐想要少醣的話，西式排餐也是能夠達成少醣的飲食模式，大塊的肉搭配蔬菜，就能吃出最需要的蛋白質與膳食纖維。但排餐是以肉類為主，所以更建議使用雞肉或魚肉這類低脂肉類，這樣就算多吃了一點也不用擔心熱量超標。如果想要攝取一些澱粉，建議可以以地瓜、馬鈴薯等根莖類搭配。

食材	份量	熱量	蛋白質	脂肪	醣類
去骨雞腿	150g	235.5	27.8	13.1	0.0
橄欖油	5ml（約 1 小匙）	44.2	0.0	5.0	0.0
義式香料	少許	-	-	-	-
菠菜	100g	14.0	2.2	0.3	2.4
蒜頭	10g	11.5	0.7	0.0	2.6
橄欖油	5ml（約 1 小匙）	44.2	0.0	5.0	0.0
烤地瓜	110g	171.2	1.4	0.4	39.5
營養素小計		**520.6**	**32.1**	**23.8**	**44.5**
碳水化合物占熱量比例		**34%**			

● 作法

1. 地瓜放入 220 度烤箱中烤熟（依大小約烤 40 分鐘至 1 小時）。
2. 菠菜清洗切成段、蒜頭切丁。
3. 將整片雞腿排放入鍋中煎熟，至表面微金黃，撒上義式香料及少量鹽巴即可起鍋。
4. 蒜頭以小火炒香，加入菠菜拌炒熟透後起鍋。
5. 將所有料理至於盤上即完成。

營養 TIPS 地瓜

地瓜膳食纖維含量高，冰到冰箱又可以產生抗性澱粉，是健身或減重人最喜歡的食材。如果是減重期間吃，非常建議**連皮一起攝取**，不僅能吃進更多膳食纖維，穩定血糖，更能增加飽足感，避免飢餓問題。如果本身是容易產氣的體質，為了減少睡眠時的不適，可以稍微減量或提早進食，避免睡眠品質受到影響。

茄汁鮭魚麵

義大利麵使用的原料是杜蘭小麥，相較於中式的白麵條來說升糖指數（GI 值）更低，也是減重期間可以吃到美味料理的關鍵。烹調義大利麵最重要的重點是「醬汁」，常見的醬汁有紅醬、白醬與清炒，推薦順序為**清炒→紅醬→白醬**，因為白醬會使用較多奶油，熱量可能瞬間增加 100 到 200 大卡以上，不適合減重，而紅醬如果純用大番茄是沒問題的，若是另外加入番茄醬則會有精製糖的問題。

食材	份量	熱量	蛋白質	脂肪	醣類
牛番茄	150g	25.5	1.1	0.2	6.0
洋蔥	50g	19.5	0.5	0.1	4.8
大蒜	10g	11.5	0.7	0.0	2.6
鮭魚切片	100g	158.0	24.3	6.0	0.0
羅勒葉	10g	22.2	2.3	0.6	4.6
麵條	40g	143.0	4.6	0.6	29.8
橄欖油	10ml（約 2 小匙）	88.4	0.0	10.0	0.0
營養素小計		468.1	33.5	17.5	47.8
碳水化合物占熱量比例		41%			

● 作法

1. 麵條放入鍋中煮熟取出備用。
2. 將整片鮭魚放入鍋中煎熟，加入少許鹽調味，起鍋備用。
3. 將蒜頭、洋蔥炒熟，加入牛番茄拌炒。
4. 關火，放入麵拌勻，起鍋，擺上鮭魚、羅勒葉即完成。

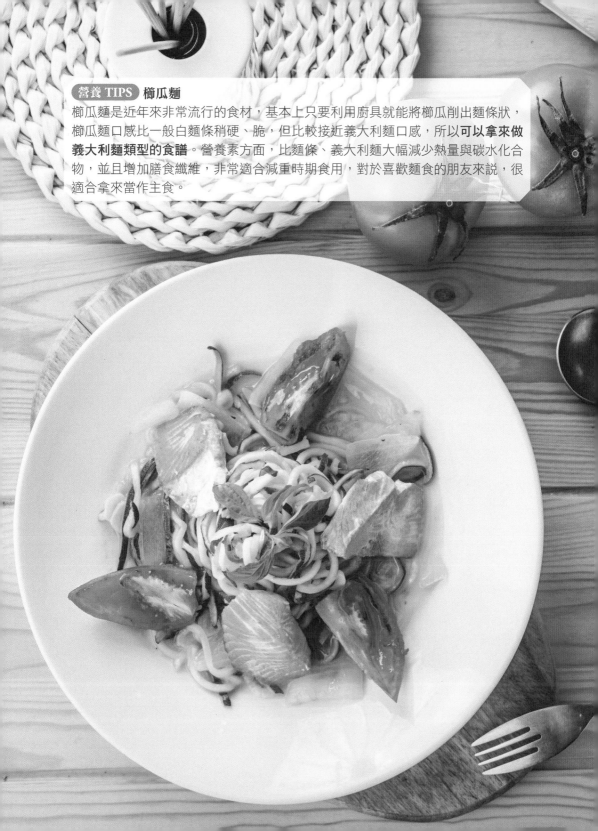

4-5

運動前後的點心

減重時一定要搭配運動效果才會好，而且**運動前與後這餐決定了是否成功的關鍵**！

運動前的料理只是為了讓你不會肚子餓，順便補充一點體力，所以不需要太多熱量，大約 150 到 250 大卡間，以碳水化合物為主要營養的小點心就可以。考量上班族下班後馬上要去運動，因此推薦食譜以「好攜帶」，可以帶去公司，並且「好存放」的為主。

運動後則是一定要「快速」補充蛋白質刺激身體加速減脂、保護肌肉，需要最少 15 克的蛋白質。

運動前：

1. 熱量：150~250 大卡之間

2. 碳水化合物：20~30 克以下

運動後：

1. 熱量：150~250 大卡之間
2. 蛋白質：高於 15 克

　　運動點心使用到的特殊食材有**無糖花生醬、全脂鮮乳、無糖豆漿、希臘優格**，這幾項食材都是精選平常營養師會放在家中的食物。可以快速、方便地補充蛋白質，應用性也高，非常建議大家納入冰箱、零食櫃裡的清單中。

花生燕麥餅乾

上班族下午時間很常在趕進度，匆忙的狀況下沒辦法吃太多的食物，這時候除了切好的水果之外，最適合的就是不會弄髒手的餅乾類。想要製作運動前的餅乾很簡單，以燕麥為基底就有豐富的碳水化合物，再以香蕉、無糖花生醬做為黏著劑，攪拌均勻後烘烤就能成型，假日一次烤一批，整個星期的運動補充都解決了！

食材	份量	熱量	蛋白質	脂肪	醣類
燕麥	30g	116.4	3.27	3.06	20.22
香蕉	70g	57.4	1.05	0.07	15.47
無糖花生醬	10g	63.5	2.4	5.43	1.79
營養素小計		**237.3**	**6.72**	**8.56**	**37.48**

● 作法

1. 烤箱預熱 200 度。

2. 香蕉切片。

3. 將燕麥、香蕉、無糖花生醬混合均勻。

4. 將**作法 3** 食材取適當大小放置於烤盤上，烤約 15~20 分鐘，表面略乾成型即可取出食用。

營養 TIPS **無糖花生醬**

一般的抹醬、果醬（如巧克力醬、藍莓醬等）都含有大量的碳水化合物，如果放在早餐會造成熱量、碳水化合物過高的問題，而花生是堅果類，碳水化合物較低、脂肪含量高，買一罐不僅可以在運動前食用，也可以在平常早餐的時候使用，是更適合低醣飲食的抹醬。

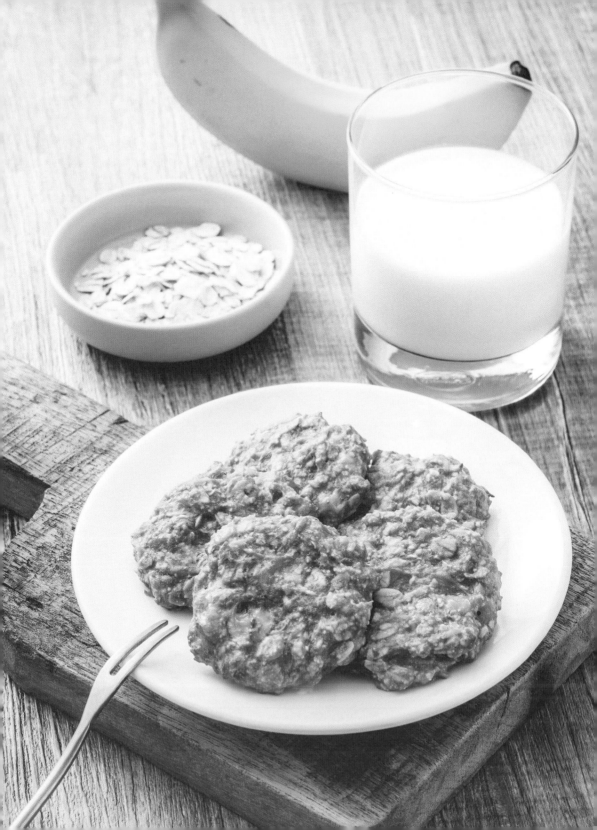

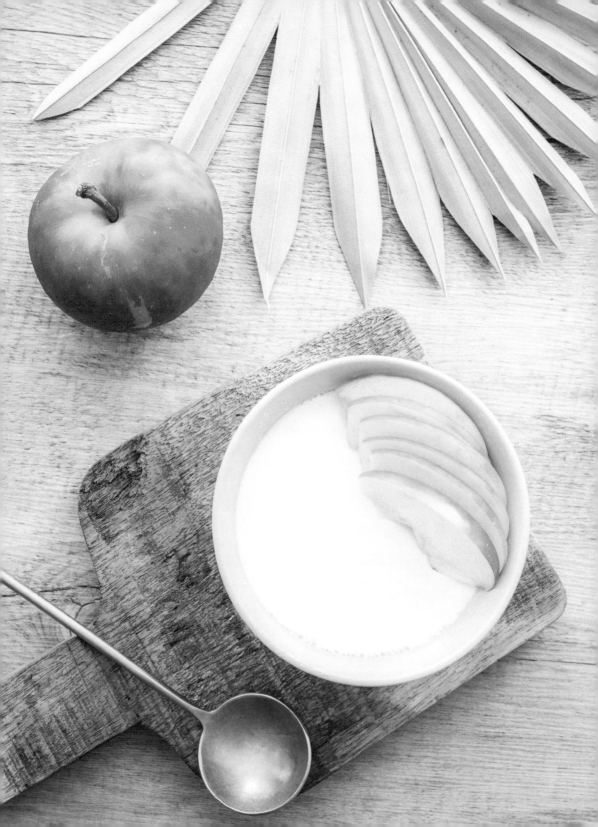

水果奶凍

　　水果是運動前的第一選擇，有時候搭配一些富含蛋白質的食物可以更提升飽足感，這道料理將水果加上鮮奶，讓食物吃起來更有趣，也達到了更均衡的目的。對上班族來說，只要一早將奶凍放到冰箱，下午就能享用清涼的美食，非常適合夏天減脂時食用。

食材	份量	熱量	蛋白質	脂肪	醣類
蘋果	100g	49.0	0.2	0.1	13.9
全脂鮮乳	200ml	126.0	6.0	7.2	9.6
吉利丁	3g	0.0	0.0	0.0	0.0
營養素小計		**175.0**	**6.2**	**7.3**	**23.5**

● 作法

1. 蘋果切丁。

2. 鮮奶加熱，放入吉利丁與蘋果丁。

3. 放入冰箱冷藏約 2 小時，即可凝固結成果凍狀。

營養 TIPS 全脂鮮乳

鮮乳除了提供蛋白質外也含有豐富的鈣質，也是常見食物中，唯一含量高且吸收率高的鈣質來源，每天建議要喝到兩杯（每杯 240 毫升）。鮮乳在減脂期間格外重要，有許多研究指出，**有足夠的鈣質才能維持正常代謝**，但目前的統計指出，國人攝取量大約只達一半，所以在各個餐點中都可以盡量地將鮮乳、起司、優格等加入料理，提升鈣質攝取量。

無糖豆漿豆花

夏天時都會很想吃豆花，但總認為豆花熱量高不適合減重吃，其實只要做點簡單的調整就能開心享用！豆花製作時如果沒有添加糖，本身的營養就跟無糖豆漿類似，都是以蛋白質為主，碳水化合物含量低，十分適合運動後補充，所以挑選「無加糖」最關鍵。如果訓練量較大，消耗能量多，可添加一份綠豆或紅豆，適量的碳水化合物可以幫助你恢復得更快。要特別注意的是，不要再加粉圓或椰果等加工製品，這類製品營養少且熱量高。

食材	份量	熱量	蛋白質	脂肪	醣類
無糖豆漿	300g	116.4	10.8	7.8	0.0
豆花	150g	66	5.1	4.2	2.0
營養素小計		**182.4**	**15.9**	**12.0**	**2.0**

● 作法

購買現成的無糖豆花，每次約挖取 3~4 大湯匙，倒入無糖豆漿即可食用。

營養 TIPS　無糖豆漿

家中冰箱可以常放一罐無糖豆漿，無糖豆漿是經濟實惠又方便的蛋白質來源，如果運動完比較懶，回家直接喝兩杯無糖豆漿就有將近 15 克蛋白質，完全不需要花時間準備！**豆漿是少數優質的植物性蛋白質，可以提供不輸肉類的利用率，而且換算成每克蛋白質的單價相對比肉類低**，是許多運動、健身族群都會常備的飲品。

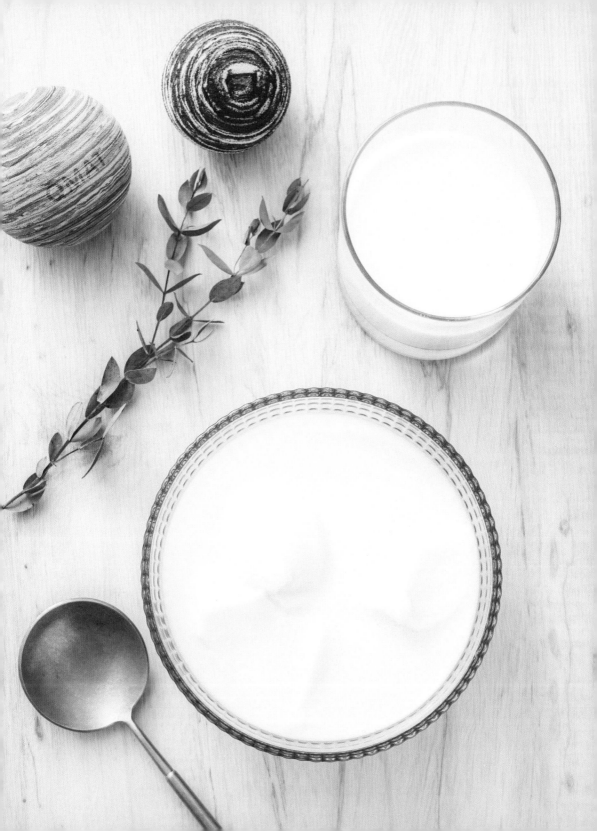

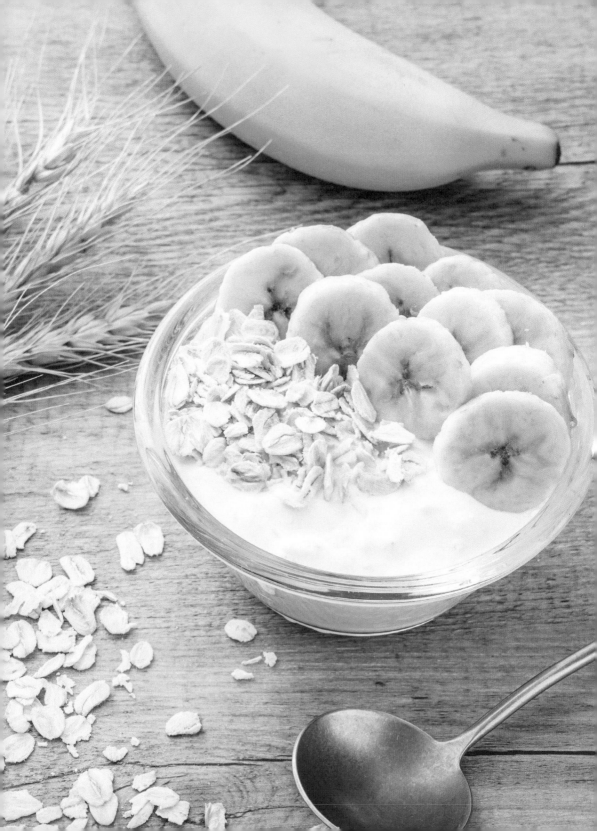

香蕉燕麥優格

香蕉燕麥優格適合在完成一定強度的運動後補充，大約是運動一小時的強度最剛好，水果、燕麥提供的複合型碳水化合物能幫助肌肉回填能量，加速恢復。運動強度低時以蛋白質為主即可，但達一定強度（1 到 10 分達 5 分以上，見第 92 頁說明）及時間（約 1 小時或以上）就建議要攝取比蛋白質還多的碳水化合物，對於減少運動後的疲勞感會更有幫助。製作時建議可以將食材加入優格後放在冰箱冷藏一整晚，讓燕麥吸收足夠水分，口感會更好。

食材	份量	熱量	蛋白質	脂肪	醣類
香蕉	50g	41.0	0.75	0.05	11.05
燕麥片	20g	76.6	2.46	1.94	12.82
希臘優格	200g	112.8	20.0	0.0	8.2
營養素小計		**230.4**	**23.21**	**1.99**	**32.07**

● 作法

1. 香蕉切片。
2. 取一容器，將燕麥片鋪於下方，陸續加入希臘優格與燕麥。
3. 放入冰箱中靜置一晚，待燕麥吸收水分軟化即可食用。

營養 TIPS **希臘優格**

希臘優格比一般常見的優格口感更濃稠，在製作過程中多了一道過濾、離心的步驟，會把乳糖跟水分濾除，所以含有更高比例的蛋白質、更低的熱量與碳水化合物。在減脂期間要熱量控制又要吃到更多蛋白質，希臘優格會是更好的選擇。希臘優格本身風味較酸，購買時一定要特別注意，挑選無添加糖的商品，不然就少了挑選希臘優格的優勢囉！

4-6

21 天瘦習慣飲食完全指南

　　在 4-2 到 4-5 我們根據減重三原則設計了三餐加運動前後點心的食譜，你可以組合應用，或更換主食材，搭配出屬於你自己的 21 天飲食計畫。也可以參考這裡安排的 21 天飲食全計畫，相信你很快就會愛上這套食譜，設計出屬於自己的菜單。

　　這份 21 天減重菜單中，為了豐富口味，我們穿插使用了前面介紹過的特殊食材，像是櫛瓜麵、蒟蒻麵、花椰菜米等，熱量更低，效果更顯著。只是有些食材需另外線上選購，實體通路不是太常見，因此，若未備有蒟蒻麵或花椰菜米等食材，用選購較方便的義大利麵、蕎麥麵或糙米也是可以的。另外，也別忘了一週至少要運動三天、每次最少 30 分鐘，並且運動後吃對東西，減脂會更有效果喔！運動前後的飲食請參考 4-5。

　　以下是營養師推薦的 21 天一日三餐的菜單。最重要的就是有心改變自己的飲食習慣，現在就開始吧！

第一週改造期

第一週是讓身體適應減重飲食的階段，把注意力放在自己「有意識地改變」飲食習慣，會發現原來沒有想像的困難。

	Day1	Day2	Day3	Day4	Day5	Day6	Day7
早餐	鮪魚洋菇歐姆蛋 P.108	低醣漢堡 P.110	黑胡椒里肌肉沙拉 P.112	千張雞肉蔬菜蛋餅 P.114	高蛋白花生鬆餅 P.116	迷迭香雞胸＋炒蛋＋烤牛番茄 P.154	酪梨燻雞沙拉 P.156
午餐	鮭魚蛋炒花椰菜飯 P.154	栗子嫩雞鮮菇炊飯 P.122	雞蓉玉米毛豆鮮菇粥 P.124	起司肉醬馬鈴薯＋美式炒蛋＋燙花椰菜 P.126	低醣豬排便當 P.128	香煎鮭魚排便當 P.155	蝦仁蛋炒花椰菜飯＋蛤蠣海帶湯 P.156
晚餐	香菇雞湯麵 P.132	雨來菇海鮮麵 P.134	滑蛋鯛魚丼＋青菜豆腐湯 P.136	義式香烤雞腿排＋蒜香炒菠菜＋烤地瓜 P.138	茄汁鮭魚麵 P.140	咖哩豬肉麵 P.155	日式蕎麥冷麵 P.157

Day1~Day5 的早、午、晚餐請參考前面推薦食譜第 108 至 141 頁的詳細介紹。

Day1 午餐

鮭魚蛋炒花椰菜飯

食材	份量
花椰菜米	250g
雞蛋	1 顆
青蔥	10g
洋蔥	30g
鮭魚	100g
橄欖油	10ml (約 2 小匙)
青江菜	100g
醬油	5ml (約 1 小匙)
營養素 小計	熱量390.9／蛋白質38.1 脂肪21.4／醣類12.1
碳水化合物占熱量比例　12%	

* 第 120 頁的食譜是糙米飯，這裡選用花椰菜米，熱量減少將近 100 大卡。

● 作法

1. 鮭魚切小塊，青江菜、洋蔥、青蔥切絲。

2. 起油鍋，鮭魚煎熟後取出備用。

3. 開大火將雞蛋打入鍋中，快速拌炒至凝固。

4. 加入青蔥、洋蔥爆香後放入青江菜。

5. 加入花椰菜米翻炒均勻後加入鮭魚。

6. 以醬油調味後即完成。

Day6 早餐

迷迭香雞胸＋炒蛋＋烤牛番茄

食材	份量
雞胸肉	120g
雞蛋	1 顆
牛番茄	150g
蘿蔓萵苣	100g
迷迭香	少許
橄欖油	3ml (約 1 小匙)
營養素 小計	熱量281.5／蛋白質37.0 脂肪10.7／醣類9.4
碳水化合物占熱量比例　13%	

● 作法

1. 蘿蔓萵苣洗淨，剝成適當大小備用。

2. 烤箱預設 180 度，將牛番茄切塊，撒上迷迭香放入烤約 15 分鐘，至微乾。

3. 將雞胸肉抹上橄欖油與迷迭香，放置 10 分鐘後，整片放入油鍋中煎熟，表面金黃。

4. 雞蛋以中火翻迅速翻炒至半熟（熟度依個人喜好口感）。

5. 依序將生菜、牛番茄、雞胸肉、炒蛋放入盤中即完成。

香煎鮭魚排便當

食材	份量
糙米（生）	40g
雞蛋	1 顆
洋蔥	30g
大蒜	10g
鮭魚切片	100g
橄欖油	10ml（約 2 小匙）
高麗菜	100g
醬油	5ml（約 1 小匙）
營養素 小計	熱量511.1／蛋白質37.0 脂肪21.4／醣類43.1
碳水化合物占熱量比例　34%	

● 作法

1. 糙米以米：水 =1：1.2 比例浸泡一小時後，放入電鍋煮熟。

2. 洋蔥、高麗菜切絲，大蒜切丁備用。

3. 鮭魚放入平底鍋中乾煎，煎熟表面略微金黃即可取出。

4. 起油鍋，加入蛋液快速拌炒，凝固後加入洋蔥，炒至洋蔥熟透微軟，以醬油調味後起鍋。

5. 起油鍋，加入大蒜爆香，加入高麗菜，以大火快炒至熟透。

6. 將飯盛入碗盤中，放入洋蔥炒蛋、蒜炒高麗菜與鮭魚排即完成。

咖哩豬肉麵

食材	份量
里肌肉片	200g
櫛瓜	80g
鴻喜菇	70g
麵條	40g
蒜頭	2g
小白菜	50g
咖哩粉	2 湯匙
營養素 小計	熱量452.7／蛋白質51.3 脂肪11.6／醣類36.0
碳水化合物占熱量比例　32%	

● 作法

1. 麵條煮熟備用。

2. 櫛瓜、鴻喜菇切小塊，小白菜切段。

3. 熱油鍋，蒜頭爆香，加入櫛瓜、鴻喜菇拌炒。

4. 加入水與咖哩粉，小火燜煮 10 分鐘。

5. 加入小白菜、豬肉片煮熟。

6. 加入麵條即完成。

Day7　早餐

酪梨燻雞沙拉

食材	份量
酪梨	60g
燻雞	150g
蘿蔓萵苣	100g
和風醬油	10ml (約 2 小匙)
營養素小計	熱量250.3／蛋白質37.6 脂肪7.9／醣類7.7
碳水化合物占熱量比例　12%	

● 作法

1. 蘿蔓萵苣洗淨，剝成適當大小備用。

2. 將燻雞切塊或剝絲，酪梨切片。

3. 搭配和風醬油即可食用。

Day7　午餐

蝦仁蛋炒花椰菜飯＋蛤蠣海帶湯

食材	份量
蝦仁	150g
青蔥	10g
雞蛋	1 顆
洋蔥	30g
花椰菜米	250g
醬油	5ml (約 1 小匙)
橄欖油	5ml (約 1 小匙)
青江菜	70g
蛤蜊	60g
海帶	30g
營養素小計	熱量318.9／蛋白質41.4 脂肪11.5／醣類14.4
碳水化合物占熱量比例　18%	

‧ 蝦仁蛋炒花椰菜飯作法

1. 青江菜切段，青蔥切花，洋蔥切丁。

2. 將蝦仁放入熱水中氽燙取出備用。

3. 起油鍋，開大火將雞蛋打入鍋中快速拌炒至凝固。

4. 加進洋蔥炒軟，加入青江菜、蔥花與花椰菜米拌炒均勻。

5. 以醬油調味後即完成。

‧ 蛤蠣海帶湯作法

湯鍋放入水與海帶，煮滾後放入蛤蜊，煮熟後以鹽巴調味即完成。

Day7 晚餐

日式蕎麥冷麵

食材	份量
小黃瓜	80g
雞蛋	1 顆
蕎麥麵 (乾)	40g
雞胸肉	70g
壽司海苔片	5g
橄欖油	5ml (約 1 小匙)
醬油	5ml (約 1 小匙)
營養素 小計	熱量507.2／蛋白質39.5 脂肪22.2／醣類38.1
碳水化合物占熱量比例　30%	

● 作法

1. 雞蛋煎成蛋皮後切成絲。

2. 小黃瓜切絲，汆燙後放入冰水中。

3. 雞胸肉水煮後剝成細絲狀（水中可加入適當鹽調味）。

4. 蕎麥麵煮熟。

5. 將麵放入碗中，加入蛋絲、小黃瓜絲與雞肉絲，海苔片，並以醬油、橄欖油調味即完成。

第二週信心增強期

經過一週的飲食調整,現在我們已經懂得分辨食物的好與不好,可以嘗試更換一些主食材,讓飲食有更多變化,也更有信心與樂趣繼續下去。

	Day8	Day9	Day10	Day11	Day12	Day13	Day14
早餐	燻雞蘑菇歐姆蛋 P.159	低醣豬里肌漢堡 P.160	孜然雞胸沙拉 P.162	千張鮪魚蔬菜蛋餅 P.163	高蛋白堅果鬆餅 P.165	鮮蝦優格生菜沙拉 P.166	低醣麵包佐無糖花生醬+無糖豆漿 P.168
午餐	鮪魚洋蔥炊飯 P.159	滑蛋牛肉粥 P.161	馬鈴薯泥+香煎雞胸+燙甜椒 P.162	低醣雞胸便當 P.164	肉絲蛋炒花椰菜飯 P.165	和風洋蔥豬肉丼飯 P.167	蚵仔粥+青菜豆腐湯 P.168
晚餐	泡菜肉片蒟蒻麵 P.160	蛤蜊蝦仁絲瓜麵 P.161	味噌豬里肌丼 P.163	香煎義大香料豬排+蒜香花椰菜+烤地瓜 P.164	蒜香鮭魚櫛瓜麵 P.166	茄汁雞肉義大利麵 P.167	日式溫泉蛋蕎麥麵 P.169

Day8　早餐

燻雞蘑菇歐姆蛋

食材	份量
燻雞絲	80g
洋菇	50g
洋蔥	30g
雞蛋	2 顆
橄欖油	5ml（約 1 小匙）
營養素小計	熱量310.3／蛋白質34.2 脂肪16.5／醣類6.9
碳水化合物占熱量比例　9%	

● 作法

1. 洋菇、洋蔥切末備用。

2. 打散雞蛋放入碗中備用。

3. 在平底鍋中加入橄欖油，加熱至中火，放入洋菇、洋蔥炒香，盛起備用。

4. 平底鍋再次加熱，倒入蛋液，用中火煎至蛋液凝固成蛋皮。

5. 將炒好的洋菇、洋蔥和燻雞絲放入蛋皮中捲起，表面可撒黑胡椒調味或其他香料，裝盤後即可享用。

Day8　午餐

鮪魚洋蔥炊飯

食材	份量
糙米（生）	40g
雞蛋	1 顆
青蔥	10g
洋蔥	30g
鮭魚切片	100g
青江菜	100g
橄欖油	10ml（約 2 小匙）
醬油	5ml（約 1 小匙）
營養素小計	熱量488.4／蛋白質36.4 脂肪21.3／醣類37.7
碳水化合物占熱量比例　31%	

● 作法

1. 糙米前一夜加水浸泡，放入冰箱（米：水 =1：1.2）。

2. 栗子去殼，雞腿肉切小塊，青江菜切小段，鴻喜菇剝小塊。

3. 熱油鍋，雞腿排皮向下乾煎，煎熟後加入鴻喜菇炒熟，並以鹽巴調味。

4. 將糙米與水放入電鍋，放上**作法 2** 炒料、青江菜與栗子。

5. 加入醬油。

6. 電鍋按下蒸煮，煮熟後約燜 15 分鐘即完成。

泡菜肉片蒟蒻麵

食材	份量
豬小里肌	170g
韓式泡菜	50g
蒜頭	10g
蒟蒻麵	100g
雞蛋	1 顆
營養素小計	熱量385.8／蛋白質50.8 脂肪15.9／醣類9.8
碳水化合物占熱量比例　10%	

● 作法

1. 蒜頭剁碎備用。
2. 先用滾水將蒟蒻麵弄散，不用煮至熟，撈起備用。
3. 倒入適量油爆香蒜頭，加入豬肉片炒香。
4. 肉片炒香且變色後加入泡菜，拌炒混合一下，加入適量水。
5. 煮至滾後，先放入蛋、青菜及麵，煮滾即可食用。

低醣豬里肌漢堡

食材	份量
杏仁粉	18.75g
亞麻籽粉	10g
椰子粉	7.5g
泡打粉	1.25g
洋車前子粉	5g
雞蛋	半顆
美生菜	50g
豬里肌肉片	60g
營養素小計	熱量357.9／蛋白質24.6 脂肪25.6／醣類17.1
碳水化合物占熱量比例　19%	

* 以上份量為一份，低醣麵包建議可於假日一次做四、五份。

・ **低醣漢堡麵包作法請參閱第 111 頁**
・ **里肌漢堡作法**

1. 美生菜清洗乾淨，以手剝至適當大小。
2. 豬里肌片煎熟。
3. 將下層漢堡麵包、美生菜、豬里肌、上層漢堡麵包依序疊放及完成。

滑蛋牛肉粥

食材	份量
雞蛋	1 顆
牛腱	150g
洋蔥	80g
青蔥	10g
糙米（生）	40g
青江菜	70g
醬油	5ml（約 1 小匙）
橄欖油	5ml（約 1 小匙）
營養素小計	熱量513.3／蛋白質 42.1 脂肪19.7／醣類41.8
碳水化合物占熱量比例 **33%**	

● 作法

1. 糙米前一夜加水浸泡，放入冰箱（米：水 =1：2）。

2. 洋蔥切丁，青蔥切成蔥花，牛腱切小塊。

3. 牛腱先以醬油醃漬 10~15 分鐘。

4. 熱油鍋，將牛腱煎熟，加入洋蔥炒香。

5. 將牛腱等炒料加入**作法 1** 的糙米中，以小火燉煮。

6. 煮至略呈糊狀後轉中火，加入青江菜，淋上蛋液，待青江菜熟透後即完成。

蛤蜊蝦仁絲瓜麵

食材	份量
蛤蜊	300g
雞蛋	1 顆
蝦仁	150g
絲瓜	40g
麵條	50g
嫩薑	10g
紅蘿蔔	30g
橄欖油	5ml（約 1 小匙）
營養素小計	熱量492.6／蛋白質50.8 脂肪12.7／醣類52.3
碳水化合物占熱量比例 **43%**	

● 作法

1. 麵條放入沸水中煮熟，撈起瀝乾，裝碗備用。

2. 絲瓜去皮切小塊；蛤蜊以沸水汆燙約 20 秒，洗淨瀝乾，備用。

3. 熱鍋，倒入 1 小匙油，以小火爆香薑絲，加入絲瓜塊、紅蘿蔔片略炒至絲瓜表面微軟化後，加入蛤蜊、蝦仁及水煮至沸騰。

4. 轉小火續煮約 1 分鐘至蛤蜊全開口後，加進蛋液煮成蛋花，倒入已燙熟備置在旁的麵即可。

Day10 早餐

孜然雞胸沙拉

食材	份量
甜椒	60g
雞胸肉	150g
雞蛋	1 顆
和風醬油	10ml (約 2 小匙)
蘿蔓萵苣	100g
孜然粉	少許
營養素 小計	熱量292.2／蛋白質44.1 脂肪8.5／醣類9.0
碳水化合物占熱量比例　12%	

● 作法

1. 取湯鍋將水煮沸，關火後加入 1/3 冷水，將雞蛋放入鍋中蓋上蓋子，以餘溫燜 10~15 分鐘後即可取出，製成溫泉蛋。
2. 蘿蔓萵苣洗淨，剝成適當大小備用。
3. 甜椒切絲、汆燙。
4. 雞胸肉切片煎熟，撒上孜然粉。
5. 搭配和風醬油即可食用。

Day10 午餐

馬鈴薯泥＋香煎雞胸＋燙甜椒

食材	份量
馬鈴薯	150g
全脂鮮乳	100ml
雞胸肉	150g
大蒜	10g
甜椒	80g
起司絲	20g
大豆油	5ml (約 1 小匙)
營養素 小計	熱量473.4／蛋白質48.1 脂肪16.7／醣類37.6
碳水化合物占熱量比例　32%	

● 作法

1. 馬鈴薯戳洞，放入微波爐，蓋上濕廚房紙巾微波，熟透後取出壓成泥狀與鮮乳混合均勻。
2. 甜椒切段、大蒜切丁。
3. 雞胸肉放入油鍋中煎熟取出備用。
4. 大蒜放入鍋中爆香，加入甜椒拌炒至熟透。
5. 將馬鈴薯泥置於盤上，趁熱加上起司絲，擺放雞胸肉、甜椒即完成。

Day10 晚餐

味噌豬里肌丼

食材	份量
豬小里肌	120g
雞蛋	1 顆
洋蔥	50g
糙米（生）	40g
醬油	10ml（約 2 小匙）
橄欖油	10ml（約 2 小匙）
味噌	10g
青蔥	少許
營養素 小計	熱量518.8／蛋白質37.5 脂肪23.2／醣類40.0
碳水化合物占熱量比例　31%	

● 作法

1. 糙米以米：水 =1：1.2 比例浸泡一小時後，放入電鍋煮熟。
2. 洋蔥切絲，青蔥切蔥花，豬肉片依個人喜好整片或切半。
3. 肉片放入醬油與味噌醬料中醃漬20 分鐘。
4. 熱油鍋將洋蔥炒軟。
5. 放入肉片炒熟。
6. 加入蛋液炒至凝固，倒入飯上。
7. 撒上蔥花即完成。

Day11 早餐

千張鮪魚蔬菜蛋餅

食材	份量
千張餅皮	8g
美生菜	60g
洋蔥	40
雞蛋	1 顆
鮪魚罐頭	60g
橄欖油	5ml（約 1 小匙）
營養素 小計	熱量333.2／蛋白質22.8 脂肪19.8／醣類8.3
碳水化合物占熱量比例　10%	

● 作法

1. 洋蔥切末，美生菜洗淨切碎。
2. 雞蛋打入碗中，打散。
3. 在碗中加入洋蔥、美生菜，攪拌均勻。
4. 在平底鍋中加入橄欖油，放入千張餅皮稍微煎煮。
5. 倒入蛋液，用餅皮覆蓋於蛋液上。
6. 翻面把鮪魚放置於餅皮上，將蛋餅捲起即完成。
7. 可撒上適量鹽或黑胡椒調味。

Day11　午餐

低醣雞胸便當

食材	份量
糙米 (生)	150g
雞蛋	1 顆
雞胸肉	150g
菠菜	150g
大蒜	10g
醬油	5ml (約 1 小匙)
橄欖油	10ml (約 2 小匙)
營養素 小計	熱量467.2／蛋白質43.7 脂肪13.9／醣類38.9
碳水化合物占熱量比例　33%	

● 作法

1. 糙米以米：水 =1：1.2 比例浸泡一小時後，放入電鍋煮熟。

2. 菠菜切段，大蒜切丁。

3. 起油鍋，將整片雞胸肉煎熟至表面金黃，可依個人喜好香料、鹽調味。

4. 加入雞蛋，將雞蛋煎成荷包蛋，可以醬油調味。

5. 蒜頭爆香，加入菠菜拌炒。

6. 將糙米飯、荷包蛋、蒜炒菠菜與香煎雞胸肉置於盤中即完成。

Day11　晚餐

香煎義大香料豬排＋蒜香花椰菜＋烤地瓜

食材	份量
豬小里肌	120g
義式香料	少許
醬油	10ml (約 2 小匙)
蒜頭	15g
花椰菜	110g
橄欖油	10ml (約 2 小匙)
黃肉地瓜	150g
營養素 小計	熱量485.4／蛋白質32.8 脂肪18.8／醣類34.5
碳水化合物占熱量比例　28%	

● 作法

1. 地瓜放入 220 度烤箱中烤熟（依大小約烤 40~60 分鐘）。

2. 豬里肌加入醬油、義式香料醃漬約 20 分鐘。

3. 花椰菜清洗切成小塊、蒜頭切丁。

4. 整片豬里肌放入鍋中煎熟，至表面微金黃，即可起鍋。

5. 蒜頭以小火炒香，加入花椰菜拌炒熟透後起鍋。

6. 將所有料理置於盤上即完成。

高蛋白堅果鬆餅

食材	份量
高蛋白粉	30g
全脂鮮乳	100g
無糖堅果醬	10g
雞蛋	1 顆
營養素 小計	熱量296.0／蛋白質36.4 脂肪13.7／醣類9.4
碳水化合物占熱量比例　13%	

● 作法

1. 將高蛋白粉倒入一個大碗中，加入鮮奶、堅果醬並攪拌均勻，直到沒有顆粒。

2. 打入雞蛋，攪拌均勻。

3. 平底鍋熱鍋，將攪拌均勻的麵糊倒入鍋中，整成圓形，煎至鬆餅邊緣變硬後翻面。

4. 煎至兩面熟透後即可取出食用。

肉絲蛋炒花椰菜飯

食材	份量
花椰菜米	250g
雞蛋	1 顆
青蔥	10g
洋蔥	30g
豬小里肌	100g
青江菜	100g
橄欖油	10ml (約 1 小匙)
醬油	5ml (約 1 小匙)
營養素 小計	熱量371.9／蛋白質34.9 脂肪20.8／醣類12.1
碳水化合物占熱量比例　13%	

● 作法

1. 豬里肌切絲，青江菜切段，洋蔥切絲，青蔥切段。

2. 起油鍋，豬里肌煎熟後取出備用。

3. 開大火將雞蛋打入鍋中快速拌炒至凝固。

4. 加入青蔥、洋蔥爆香後放入青江菜。

5. 加入花椰菜米，翻炒均勻後加入豬肉絲。

6. 以醬油調味後即完成。

蒜香鮭魚櫛瓜麵

食材	份量
鮭魚	150g
櫛瓜	250g
蒜頭	30g
小黃瓜	80g
香菇	15g
橄欖油	5ml (約 1 小匙)
營養素 小計	熱量543.8／蛋白質46.8 脂肪15.1／醣類52.4
碳水化合物占熱量比例　39%	

● 作法

1. 櫛瓜洗淨後，使用廚具削成麵條狀，放入沸水中煮熟取出備用。

2. 整片鮭魚放入鍋中煎熟，加入少許鹽調味，起鍋備用。

3. 蒜頭、香菇炒香，加入小黃瓜拌炒均勻。

4. 關火，放入櫛瓜麵拌炒，起鍋，擺上鮭魚即完成。

鮮蝦優格生菜沙拉

食材	份量
蝦仁	150g
雞蛋	1 顆
蘿蔓萵苣	50g
甜椒 (紅皮)	40g
甜椒 (黃皮)	40g
優格 (無加糖)	100g
橄欖油	5ml (約 1 小匙)
營養素 小計	熱量290.4／蛋白質25.7 脂肪14.0／醣類11.0
碳水化合物占熱量比例　15%	

● 作法

1. 鮮萵苣葉洗淨、切成適當大小，放入沙拉碗中備用。

2. 紅、黃甜椒切成小丁，快速汆燙後放入沙拉碗中與萵苣拌勻。

3. 熱油鍋，將雞蛋炒成美式炒蛋後盛起備用。

4. 油鍋加入蝦仁煎熟，可撒上少許黑胡椒調味。

5. 煎熟的蝦仁與其他蔬菜、炒蛋放在沙拉碗中，淋上優格，即可享用。

和風洋蔥豬肉丼飯

食材	份量
豬小里肌	120g
雞蛋	1 顆
洋蔥	50g
糙米（生）	40g
醬油	10ml（約 2 小匙）
橄欖油	10ml（約 2 小匙）
青蔥	少許
七味粉	少許
營養素 小計	熱量488.4／蛋白質36.4 脂肪21.3／醣類37.7
碳水化合物占熱量比例　31%	

● 作法

1. 糙米以米：水 =1：1.2 比例浸泡一小時後，放入電鍋煮熟。

2. 洋蔥切絲，青蔥切成蔥花，豬肉切絲。

3. 肉絲放入醬油中醃漬 20 分鐘。

4. 熱油鍋將洋蔥炒軟。

5. 放入肉絲炒熟。

6. 加入蛋液炒至凝固，倒入飯上。

7. 撒上蔥花、七味粉即完成。

茄汁雞肉義大利麵

食材	份量
牛番茄	150g
洋蔥	50g
大蒜	10g
雞胸肉	150g
羅勒葉	10g
麵條	40g
橄欖油	5ml（約 1 小匙）
營養素 小計	熱量444.4／蛋白質44.3 脂肪9.6／醣類48.0
碳水化合物占熱量比例　43%	

● 作法

1. 義大利麵放入鍋中煮熟，取出備用。

2. 牛番茄切小塊、洋蔥與大蒜切丁。

3. 雞胸切小片放入鍋中煎熟，可加入少許鹽調味，起鍋備用。

4. 蒜頭、洋蔥炒香，加入牛番茄拌炒均勻。

5. 關火，放入義大利麵拌勻，起鍋，擺上雞胸肉、羅勒葉即完成。

Day14 早餐

低醣麵包佐無糖花生醬＋無糖豆漿

食材	份量
杏仁粉	9g
亞麻籽粉	5g
椰子粉	4g
泡打粉	1g
洋車前子粉	3g
雞蛋	14g (約 1/4 顆)
無糖花生醬	10 g
無糖豆漿	240ml
營養素小計	熱量286.1／蛋白質17.7 脂肪22.0／醣類8.7
碳水化合物占熱量比例 12%	

* 以上份量為一份，低醣麵包建議可於假日一次做四、五份。

● 作法

1. 將杏仁粉、亞麻籽粉、椰子粉、泡打粉和洋車前子粉混合在一個碗中，攪拌均勻。
2. 打入蛋液，攪拌均勻並揉捏均勻。
3. 烤箱預熱 180 度，取兩個烤模，倒入**作法 2** 食材，放入烤 20 分鐘即完成。
4. 低醣麵包抹上無糖花生，搭配無糖豆漿即可食用。

Day14 午餐

蚵仔粥＋青菜豆腐湯

食材	份量
鮮蚵	200g
香菇	50g
雞蛋	1 顆
青蔥	10g
糙米（生）	40g
醬油	5ml (約 1 小匙)
橄欖油	5ml (約 1 小匙)
青江菜	70g
嫩豆腐	半盒
小白菜	80g
營養素小計	熱量436.1／蛋白質36.4 脂肪15.5／醣類46.3
碳水化合物占熱量比例 42%	

· 蚵仔粥作法

1. 糙米前一夜放入冰箱浸泡（米：水=1：2）。
2. 洋蔥、香菇切丁，青蔥切成蔥花。
3. 鮮蚵以熱水快速汆燙取出。
4. 熱油鍋，香菇、青江菜先炒熟。
5. 將**作法 1** 的糙米以小火燉煮。
6. 煮至略呈糊狀後轉中火，加入**作法 4**的炒料，淋上蛋液，蛋熟即完成。

· 青菜豆腐湯作法

湯鍋煮滾，加入小白菜與嫩豆腐，以適量鹽巴調味即完成。

Day14 晚餐

日式溫泉蛋蕎麥麵

食材	份量
蕎麥麵(乾)	40g
雞蛋	1 顆
蝦仁	150g
菠菜	150g
青蔥	10g
白芝麻(生)	5g
醬油	5ml (約 1 小匙)
營養素 小計	熱量408.5／蛋白質38.3 脂肪14.0／醣類37.3
碳水化合物占熱量比例　36%	

● 作法

1. 取湯鍋將水煮沸，關火後加入 1/3 冷水，將雞蛋放入鍋中蓋上蓋子，以餘溫燜 10~15 分鐘後即可取出。

2. 菠菜切段，放入鍋中煮熟。

3. 蝦仁快速燙熟後口放入冰水中冰鎮。

4. 將蕎麥麵煮熟。

5. 依序將麵放入碗中，菠菜、蝦仁置於上方，打入溫泉蛋，撒上青蔥、芝麻並加上醬油即完成。

第三週習慣養成期

減重期的三大重點：飲食、運動、睡眠，經過調整並維持了一段時間，第三週繼續實行這份計畫。恭喜你，已經可以將飲食好習慣融入生活中了！

	Day15	Day16	Day17	Day18	Day19	Day20	Day21
早餐	黑胡椒里肌歐姆蛋 P.171	低醣優格鬆餅與香煎雞胸肉 P.172	和風鮮蝦沙拉 P.174	千張里肌蔬菜蛋餅 P.175	高蛋白芝麻鬆餅 P.177	低醣吐司與香煎里肌和生菜 P.178	鮮蝦歐姆蛋佐酪梨 P.180
午餐	鮪魚洋蔥炊飯 P.171	鮪魚玉米粥 P.173	鮪魚馬鈴薯雞蛋沙拉 P.174	低醣鮭魚便當 P.176	雞絲蛋炒花椰菜飯 P.177	紅蘿蔔炒肉絲便當 P.179	千張豬肉水餃 P.180
晚餐	番茄豬肉蒟蒻麵 P.172	蝦仁肉絲麵 P.173	洋蔥雞肉親子丼 P.175	滷牛腱＋花椰菜＋烤地瓜 P.176	番茄豬肉蒟蒻麵 P.178	清炒蛤蠣櫛瓜麵 P.179	低卡海鮮煎餅 P.181

Day15 早餐

黑胡椒里肌歐姆蛋

食材	份量
豬小里肌	80g
鴻喜菇	50g
洋蔥	30g
雞蛋	2 顆
橄欖油	5ml (約 1 小匙)
營養素 小計	熱量327.3／蛋白質32.4 脂肪19.1／醣類7.6
碳水化合物占熱量比例　9%	

● 作法

1. 鴻喜菇切末備用。

2. 打散雞蛋放入碗中備用。

3. 在平底鍋中加入橄欖油，加熱至中火，放入鴻喜菇、洋蔥炒香。

4. 放入豬肉片煎至全熟，盛起備用。

5. 平底鍋再次加熱，倒入蛋液，用中火煎至蛋液凝固成蛋皮。

6. 將炒好的洋菇、洋蔥和豬里肌肉片放入蛋皮中捲起，表面可撒黑胡椒調味或其他香料，裝盤後即可享用。

Day15 午餐

鮪魚洋蔥炊飯

食材	份量
糙米 (生)	40g
雞蛋	1 顆
青蔥	10g
洋蔥	30g
鮪魚罐頭	60g
青江菜	100g
橄欖油	10ml (約 2 小匙)
醬油	5ml (約 1 小匙)
營養素 小計	熱量490.2／蛋白質23.0 脂肪23.8／醣類38.5
碳水化合物占熱量比例　31%	

● 作法

1. 糙米前一夜加水浸泡，放入冰箱（米：水 =1：1.2）

2. 青江菜切小段，洋蔥切絲、鴻喜菇剝小塊。

3. 熱油鍋，加入洋蔥、鴻喜菇炒熟，炒香後加入鮪魚罐頭的鮪魚拌炒。

4. 將糙米放入電鍋，加進**作法 3** 炒料和青江菜。

5. 加入醬油。

6. 電鍋按下蒸煮，煮熟後約燜 15 分鐘即完成。

Day15 晚餐

番茄豬肉蒟蒻麵

食材	份量
豬小里肌	150g
白蘿蔔	60g
紅蘿蔔	60g
牛番茄	80g
洋蔥	50g
蒟蒻麵	100g
醬油	10ml (約 2 小匙)
蒜頭	5g
豆瓣醬	1 茶匙
大豆油	5ml (約 1 小匙)
營養素 小計	熱量346.7／蛋白質35.6 脂肪13.8／醣類22.4
碳水化合物占熱量比例　26%	

● 作法

1. 紅蘿蔔、白蘿蔔、牛番茄切小塊，洋蔥切絲，蒜頭切丁。

2. 熱油鍋，蒜頭、洋蔥爆香炒軟。

3. 加入豬肉片、番茄炒熟。

4. 放入豆瓣醬與醬油，小火燜煮 5~10 分鐘。

5. 加入紅蘿蔔、白蘿蔔，並以水（或高湯）蓋過食材，燉煮約 20 分鐘。

6. 以另一湯鍋煮熟蒟蒻麵，加入即完成。

Day16 早餐

低醣優格鬆餅與香煎雞胸肉

食材	份量
杏仁粉	9g
亞麻籽粉	5g
椰子粉	4g
泡打粉	1g
洋車前子粉	3g
雞蛋	14g (約 1/4 顆)
優格(無加糖)	100g
雞胸肉	70g
營養素 小計	熱量328.1／蛋白質32.0 脂肪16.3／醣類9.7
碳水化合物占熱量比例　12%	

* 以上份量為一份，低醣鬆餅建議可於假日一次做四、五份。

● 作法

1. 將杏仁粉、亞麻籽粉、椰子粉、泡打粉和洋車前子粉混合在一個碗中，攪拌均勻。

2. 打入蛋液，攪拌均勻並揉捏均勻。

3. 熱平底鍋，倒入**作法 2** 食材，煎至凝固。

4. 於上方淋上優格即完成。

5. 搭配香煎雞胸肉。雞胸肉切塊，以平底鍋煎熟，撒上黑胡椒或香料調味即可食用。

Day16　午餐

鮪魚玉米粥

食材	份量
毛豆仁	30g
鮪魚罐頭	90g
玉米粒	20g
糙米（生）	40g
洋蔥	50g
高麗菜	100g
醬油	5ml（約 1 小匙）
橄欖油	5ml（約 1 小匙）
營養素小計	熱量526.8／蛋白質26.8脂肪20.2／醣類49.8
碳水化合物占熱量比例　38%	

● 作法

1. 糙米前一夜加水浸泡，放入冰箱（米：水 =1：2）。
2. 洋蔥切丁，高麗菜切絲。
3. 熱油鍋，將鮪魚、洋蔥、毛豆、玉米炒香。
4. 將 **作法 3** 的炒料加入糙米飯中，以小火燉煮。
5. 煮至略呈糊狀後轉中火，加入高麗菜，待高麗菜熟透後即完成。

Day16　晚餐

蝦仁肉絲麵

食材	份量
香菇	20g
洋蔥	50g
青蔥	10g
高麗菜	100g
草蝦	50g
豬小里肌	70g
減醣麵	100g
大豆油	5ml（約 1 小匙）
營養素小計	熱量513.9／蛋白質50.0脂肪13.6／醣類51.4
碳水化合物占熱量比例　40%	

● 作法

1. 香菇切片，洋蔥、豬小里肌切絲。
2. 熱油鍋，洋蔥爆香，加進香菇炒香，加入豬肉絲炒熟。
4. 加進水（或高湯）蓋過食材，煮滾後放入草蝦。
5. 以另一湯鍋煮熟減糖麵，麵加入即完成。

和風鮮蝦沙拉

食材	份量
蝦仁	150g
雞蛋	1 顆
蘿蔓萵苣	50g
櫛瓜	80g
和風醬油	10ml
橄欖油	5ml（約 1 小匙）
營養素 小計	熱量207.2／蛋白質24.5 脂肪10.4／醣類6.4
碳水化合物占熱量比例　12%	

● 作法

1. 鮮萵苣葉洗淨，切成適當大小，放入沙拉碗中備用。
2. 櫛瓜切成條，快速汆燙後放入沙拉碗中。
3. 熱油鍋，將雞蛋炒成美式炒蛋後盛起備用。
4. 油鍋加入蝦仁煎熟，可撒上少許黑胡椒調味。
5. 煎熟的蝦仁與其他蔬菜、炒蛋放在沙拉碗中，淋上和風醬油，即可享用。

鮪魚馬鈴薯雞蛋沙拉

食材	份量
馬鈴薯	150g
雞蛋	1 顆
鮪魚罐頭	90g
蘿蔓萵苣	100g
小黃瓜	80g
橄欖油	5ml（約 1 小匙）
營養素 小計	熱量492.0／蛋白質28.8 脂肪23.4／醣類28.2
碳水化合物占熱量比例　23%	

● 作法

1. 馬鈴薯戳洞，放入微波爐，蓋上濕廚房紙巾微波，熟透後取出壓成泥狀。
2. 小黃瓜切小丁以滾水汆燙。
3. 小黃瓜、鮪魚、馬鈴薯泥混合均勻。
4. 雞蛋放入水中煮滾，製成水煮蛋後放入冰水中冷卻去殼、切片。
5. 將鮪魚馬鈴薯泥、蘿蔓萵苣、水煮蛋擺盤即完成。

Day17 晚餐

洋蔥雞肉親子丼

食材	份量
雞胸肉	120g
雞蛋	1 顆
洋蔥	50g
糙米（生）	40g
香菇	50g
醬油	10ml（約 2 小匙）
大豆油	10ml（約 2 小匙）
米酒	5ml（約 1 小匙）
青蔥	10g
小白菜	80g
營養素小計	熱量504.7／蛋白質41.6 脂肪19.0／醣類42.3
碳水化合物占熱量比例　33%	

● 作法

1. 糙米以米：水 =1：1.2 比例浸泡一小時後，放入電鍋煮熟。

2. 雞胸肉、洋蔥、香菇切成條狀。

3. 醬油、米酒、少許水放入鍋中，加入雞胸肉、洋蔥、香菇煮滾。

4. 雞蛋打入碗中攪拌均勻。

5. 將蛋液倒入**作法 3** 煮料中，蓋上鍋蓋大火煮滾 10 秒。

6. 倒入盛起的飯碗中即完成。

Day18 早餐

千張里肌蔬菜蛋餅

食材	份量
千張餅皮	8g
美生菜	60g
洋蔥	40g
雞蛋	1 顆
豬小里肌	80g
橄欖油	5ml（約 1 小匙）
營養素小計	熱量284.6／蛋白質28.8 脂肪15.6／醣類7.6
碳水化合物占熱量比例　11%	

● 作法

1. 洋蔥切末，美生菜洗淨切碎。

2. 豬小里肌切片，煎熟備用（也可直接買肉片）。

3. 雞蛋打入碗中，打散。

4. 在碗中加入洋蔥、美生菜，攪拌均勻。

5. 在平底鍋中加入橄欖油，放入千張餅皮稍微煎一下。

6. 倒入蛋液，餅皮覆蓋於蛋液上。

7. 翻面把鮪魚放置於餅皮上，可撒上適量鹽或黑胡椒調味，將蛋餅捲起即完成。

Day18 午餐

低醣鮭魚便當

食材	份量
糙米（生）	40g
傳統豆腐	80g
鮭魚切片	100g
A 菜（本島萵苣）	100g
大蒜	10g
橄欖油	10ml（約 2 小匙）
醬油	5ml（約 1 小匙）
營養素小計	熱量488.0／蛋白質36.9 脂肪19.5／醣類41.6
碳水化合物占熱量比例　34%	

● 作法

1. 糙米以米：水 =1：1.2 比例浸泡一小時後，放入電鍋煮熟。

2. A 菜切段，大蒜切丁、傳統豆腐切片。

3. 起油鍋，將鮭魚煎熟至表面金黃取出。

4. 將傳統豆腐放入鍋中煎至表面微焦，加入醬油調味後取出。

5. 蒜頭爆香，加入 A 菜拌炒。

6. 將糙米飯、鮭魚、蒜炒 A 菜與香煎豆腐置於盤中即完成。

Day18 晚餐

滷牛腱＋花椰菜＋烤地瓜

食材	份量
牛腱	150g
滷包	1 包
橄欖油	5ml（約 1 小匙）
花椰菜	100g
蒜頭	10g
橄欖油	5ml（約 1 小匙）
烤地瓜	110g
營養素小計	熱量498.6／蛋白質33.6 脂肪19.5／醣類46.7
碳水化合物占熱量比例　37%	

● 作法

1. 以滷包將牛腱滷至入味（建議可一次多滷一點放冰箱保存）。

2. 地瓜放入 220 度烤箱中烤熟（依大小約烤 40~60 分鐘）。

3. 花椰菜切小朵。

4. 熱油鍋，將蒜頭爆香，加入花椰菜炒熟。

5. 將地瓜、花椰菜、牛腱擺盤即完成。

Day19 早餐

高蛋白芝麻鬆餅

食材	份量
高蛋白粉	30g
全脂鮮乳	100ml
無糖芝麻醬	10g
雞蛋	1 顆
營養素 小計	熱量293.0／蛋白質38.0 脂肪13.2／醣類10.0
碳水化合物占熱量比例　14%	

● 作法

1. 將高蛋白粉倒入一個大碗中，加入鮮乳、芝麻醬並攪拌均勻，直到沒有顆粒。

2. 打入雞蛋，並攪拌均勻。

3. 平底鍋熱鍋，將攪拌均勻的麵糊倒入鍋中，整成圓形，煎至鬆餅邊緣變硬後翻面。

4. 煎至兩面熟透後即可取出食用。

Day19 午餐

雞絲蛋炒花椰菜飯

食材	份量
花椰菜米	250g
雞蛋	1 顆
青蔥	10g
洋蔥	30g
雞胸肉	120g
高麗菜	100g
橄欖油	10ml (約 2 小匙)
營養素 小計	熱量384.2／蛋白質41.4 脂肪18.0／醣類14.5
碳水化合物占熱量比例　15%	

● 作法

1. 雞胸肉、高麗菜、洋蔥切絲，青蔥切成蔥花。

2. 起油鍋，將雞胸肉煎熟後取出，剝成絲備用。

3. 開大火，雞蛋打入鍋中，快速拌炒至凝固。

4. 加入青蔥、洋蔥爆香後放入高麗菜。

5. 加入花椰菜米翻炒均勻後加入雞肉絲，以少許鹽巴調味即完成。

Day19　晚餐

番茄豬肉蒟蒻麵

食材	份量
豬里肌	150g
白蘿蔔	60g
紅蘿蔔	60g
牛番茄	80g
洋蔥	50g
蒟蒻麵	100g
醬油	10ml（約 2 小匙）
蒜頭	5g
豆瓣醬	1 茶匙
大豆油	5ml（約 1 小匙）
營養素 小計	熱量470.2／蛋白質39.7 脂肪14.3／醣類47.5
碳水化合物占熱量比例　40%	

● 作法

1. 蘿蔔、洋蔥切絲，牛番茄切小塊，蒜頭切丁，豬里肌切片。

2. 熱油鍋，蒜頭、洋蔥爆香炒軟。

3. 加入豬肉片、番茄炒熟。

4. 放入豆瓣醬與醬油，小火燜煮 5~10 分鐘。

5. 加入紅蘿蔔、白蘿蔔，並以水（或高湯）蓋過食材，燉煮約 20 分鐘。

6. 以另一湯鍋煮熟蒟蒻麵，加入即完成。

Day20　早餐

低醣吐司與香煎里肌和生菜

食材	份量
杏仁粉	9g
亞麻籽粉	5g
椰子粉	4g
泡打粉	1g
洋車前子粉	3g
雞蛋	14g（約 1/4 顆）
豬小里肌	80g
蘿蔓萵苣	100g
營養素 小計	熱量252.3／蛋白質23.5 脂肪15.4／醣類9.7
碳水化合物占熱量比例　15%	

* 以上份量為一份，低醣吐司建議可於假日一次做四、五份。

● 作法

1. 將杏仁粉、亞麻籽粉、椰子粉、泡打粉和洋車前子粉混合在一個碗中，攪拌均勻。

2. 打入蛋液，攪拌均勻並揉捏均勻。

3. 烤箱預熱 180 度，取吐司烤模，倒入**作法 2** 食材，放入烤約 15 分鐘，取出放涼後切成片狀。

4. 熱油鍋，將豬里肌煎熟，可以黑胡椒或香料調味。

5. 將吐司放上生菜、**作法 4** 的豬里肌，即完成。

Day20 午餐

紅蘿蔔炒肉絲便當

食材	份量
糙米（生）	40g
豬小里肌	120g
紅蘿蔔	30g
洋蔥	50g
甜椒	80g
雞蛋	1 顆
鮮蚵	50g
九層塔	30g
醬油	5ml（約 1 小匙）
大豆油	5ml（約 1 小匙）
營養素 小計	熱量495.8／蛋白質42.9 脂肪17.7／醣類48.8
碳水化合物占熱量比例　39%	

● 作法

1. 糙米以米：水 =1：1.2 比例浸泡一小時後，放入電鍋煮熟。
2. 豬里肌、紅蘿蔔、洋蔥、甜椒切絲。
3. 起油鍋，將洋蔥炒軟，加入豬里肌、紅蘿蔔炒香，以醬油調味後取出。
4. 甜椒放入鍋中炒熟，加少許鹽巴調味取出。
5. 鮮蚵、九層塔、少許醬油混入蛋液中攪拌均勻。放入鍋中以中火煎熟。
6. 將糙米飯、紅蘿蔔炒肉絲、炒甜椒、塔香鮮蚵蛋置於盤中即完成。

Day20 晚餐

清炒蛤蠣櫛瓜麵

食材	份量
蛤蜊	150g
草蝦	50g
橄欖油	10ml（約 2 小匙）
櫛瓜	250g
蒜頭	30g
小黃瓜	80g
九層塔	10g
營養素 小計	熱量323.9／蛋白質42.3 脂肪13.0／醣類21.5
碳水化合物占熱量比例　27%	

● 作法

1. 櫛瓜洗淨後，使用廚具削成麵條狀，放入沸水中煮熟取出備用。
2. 小黃瓜切絲、蒜頭切丁。
3. 小黃瓜汆燙取出備用。
4. 蒜頭爆香，蛤蠣、草蝦放入鍋中，略炒後加少許水蓋上鍋蓋燜熟。
5. 放入煮熟的櫛瓜麵與小黃瓜，並加入九層塔拌勻即完成。

Day21　早餐

鮮蝦歐姆蛋佐酪梨

食材	份量
酪梨	60g
蝦仁	150g
牛番茄	80g
雞蛋	2 顆
義式香料	少許
橄欖油	5ml (約 1 小匙)
營養素 小計	熱量321.0／蛋白質29.8 脂肪19.8／醣類10.6
碳水化合物占熱量比例　13%	

● 作法

1. 酪梨切片備用。

2. 熱油鍋，將蝦仁以中小火煎熟，加入少許鹽巴調味，取出備用。

3. 牛番茄放入鍋中乾煎後取出備用。

4. 蛋液倒入油鍋，用中火煎至蛋液凝固成蛋皮，放入蝦仁與牛番茄。

5. 將蛋皮捲起，表面撒上義式香料，裝盤後佐上酪梨片即可享用。

Day21　午餐

千張豬肉水餃

食材	份量
千張餅皮	20g
豬後腿絞肉	150g
青蔥	10g
高麗菜	120g
玉米粒	80g
大蒜	10g
麻油	10ml (約 2 小匙)
營養素 小計	熱量470.4／蛋白質46.2 脂肪21.5／醣類26.0
碳水化合物占熱量比例　22%	

● 作法

1. 高麗菜、青蔥、大蒜切末，加入豬絞肉、玉米粒、麻油後攪拌均勻。

2. 取千張餅皮做為水餃皮，將**作法 1**備料包入餅皮中。

3. 將**作法 2**製成的千張水餃放入滾水中煮熟即可食用。

低卡海鮮煎餅

食材	份量
低筋麵粉	60g
雞蛋	2 顆
蝦仁	150g
花枝	50g
高麗菜	100g
米酒	5ml (約 1 小匙)
橄欖油	10ml (約 2 小匙)
營養素 小計	**熱量528.7／蛋白質40.6 脂肪16.3／醣類56.9**
碳水化合物占熱量比例　43%	

● 作法

1. 麵粉與雞蛋攪拌均勻。

2. 蝦仁、花枝洗淨切丁或塊，加入米酒。

3. 高麗菜切絲。

4. 熱油鍋，放入蝦仁、花枝煎熟，放入高麗菜絲炒熟。

5. 倒入麵粉糊，煎熟後翻面，煎至金黃即完成。

加強功效！
解析常見減重保健品成分

　　飲食規畫就像是蓋一座金字塔，從最底層最重要的「熱量」、「巨量營養素」（碳水化合物、蛋白質、脂肪）分配開始，也就是第 1 章教大家的熱量計算原理；接著是「微量營養素」（維生素、礦物質）如何吃得健康、均衡，在第 2 章健康瘦身講解的各類食物，以及第 4 章食譜設計的原理，都是為了吃到充足的營養，幫助減重持續順暢；而進食時間、頻率就是我們減重三重點的運動與睡眠，如何符合生活化又提升到最高的效率，這在第 3、4 章都有不斷地強調。

　　完成這幾項重點後，基本上已經可以達到 90 到 95 分的標準，最後的 5 到 10 分或許可以考慮用保健食品來補充。在此分別介紹市面上常見的各項補充品，針對作用機制、應用與適合狀況介紹減少熱量吸收、抑制脂肪合成、增加代謝效率、加強營養補等功效的產品，如果想要使用、購買，建議可以至藥局、醫院詢問營養師後再根據個人需求挑選。

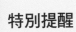

特別提醒

1. 相關保健食品可能與調整血糖、血壓、血脂等作用有關,若有服用慢性疾病或相關藥物者,選購、食用前一定要詢問過醫師、營養師,切勿自行購買食用。

2. 多數商品可能不適合懷孕、哺乳女性、生長期兒童食用,選購、食用前一定要詢問過醫師、營養師,切勿自行購買食用。

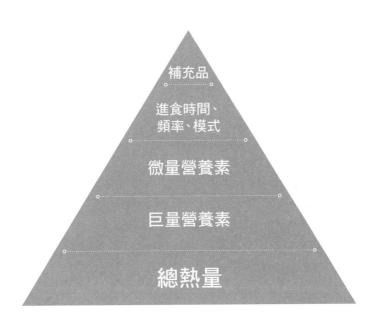

類型一:減少熱量吸收

如果攝取過多熱量,超出消耗量,身體會儲存進脂肪細胞供未來使用,因此減重保健食品的第一種就是從源頭開始減少熱量吸收的方式,市面上

有幾種抑制食物中含有熱量的脂肪、碳水化合物吸收的原料，例如白腎豆、甲殼素和膳食纖維。

白腎豆（Phaseolus Vulgaris）

機制：抑制碳水合物吸收

食物中的碳水化合物會聚集在一起成為結構比較大的澱粉，吃進身體裡需要經過「澱粉酶」分解才能吸收，而白腎豆的作用就是抑制體內的分解關鍵「澱粉酶」，降低澱粉酶的效率，達到減少熱量攝取的作用。

食用方式：餐前食用

劑量：單次 500 毫克以下，每日最高 2,000 毫克。

其他注意事項：

1. 確認安全性，攝取劑量不要超過每日上限。
2. 市面上的白腎豆商品大部分都是採用複合配方的形式，因每一餐單獨減少碳水化合物效益並不大，所以挑選時可以找有搭配其他減脂原料的商品。

甲殼素（Chitin）

機制：抑制脂肪吸收

食物中 1 公克的脂肪就含有 9 大卡的熱量，是熱量密度最高的營養素。甲殼素具有結合、吸附油脂的作用，而本身不易被身體消化吸收，所以甲殼素減重的機制就是在腸胃道中結合食物裡的油脂，並且排泄出體外，達到減少熱量攝取的作用。

食用方式：餐前食用

劑量：每日最高 3,000 毫克

其他注意事項：

1. 對海鮮過敏者須特別注意。
2. 若有攝取其他保健食品（如魚油、維生素 D 等），建議安排於不同時段補充避免影響吸收。

膳食纖維（Fiber）

機制：抑制脂肪吸收、降低碳水化合物吸收速度

膳食纖維除了會增加糞便體積、幫助排便之外，也有研究發現某些膳食纖維可以增加糞便中的「油脂含量」，代表補充膳食纖維可以降低油脂吸收！另外也有不少研究指出膳食纖維能減緩食物澱粉分解達到降低整餐 GI 值的效果，對於血糖控制、減重都有幫助，所以攝取膳食纖維能同時降低碳水化合物與油脂的吸收幫助減脂。

食用方式：餐前食用

劑量：無特別設定上限，一般人每日建議飲食中需攝取 25 到 35 克，

但根據統計，目前攝取量僅達一半左右，嚴重不足，所以根據每個人的蔬果攝取量，每日額外從保健食品補充 5 至 10 克或更多都是沒問題的。

其他注意事項：

1. 攝取膳食纖維時建議搭配飲用更多的水，避免水分不足，造成糞便乾硬便秘問題。
2. 若有攝取其他保健食品（如魚油、維生素 D 等），建議安排於不同時段補充避免影響吸收。

類型二：抑制脂肪合成

食物被消化、吸收進到身體後，最容易儲存的地方就是脂肪細胞，所

以第二類的減重保健食品就是在這一個階段打斷脂肪的合成，藉由增加胰島素敏感性、降低三酸甘油脂與低密度脂蛋白膽固醇或者調控體內的激素等方式達到「抑制脂肪合成」的效果。類似「低醣飲食」的概念，減少碳水化合物攝取，降低胰島素分泌，讓吃進去的熱量不會那麼容易被送進脂肪細胞。這個階段常見的補充品有藤黃果、綠原酸和非洲芒果萃取物。

藤黃果（Garcinia Cambogia）

機制：促進脂肪細胞的代謝與減少脂肪酸合成

過去有研究指出，補充藤黃果萃取物加上運動，八週後減重效果比沒有單純運動沒補充藤黃果的組別多瘦了 4 公斤，藤黃果可以促進脂肪細胞的代謝與減少脂肪酸合成，因此能加速減脂，但許多研究也指出，單純補充藤黃果沒搭配運動的話，減重效果幾乎與沒吃藤黃果相同。

食用方式：餐前食用，一天可分為三次食用。

劑量：單次約 500 毫克，一天上限為 1,500 毫克。

其他注意事項：無

綠原酸（CA, Chlorogenic acid）

機制：刺激體內分泌，調控代謝激素，抑制脂肪生成

綠原酸是一種多酚化合物，存在食物中，其中最常聽到的是從咖啡豆中萃取的成分，近年來的研究發現，綠原酸具有提升胰島素敏感性、幫助脂肪代謝的作用，胰島素敏感性高不僅有利於減重，更能避免糖尿病風險，近年來常常聽到喝「綠咖啡」減重，綠咖啡最主要的功效成分就是綠原酸，是較早期就被發現可以用做減重的保健食品。

食用方式：無特別建議時間，整天皆可食用。

劑量：每日最高上限 400 毫克以下

其他注意事項：市售許多綠原酸是以從綠咖啡萃取而來，因此需注意是否同時含有高量咖啡因，若含咖啡因，可避免晚上食用，並且注意每日咖啡因最高攝取量為 1,500 毫克。

非洲芒果（African mango或Irvingia gabonensis）

機制：抑制脂肪合成

根據研究指出，非洲芒果萃取物含有高量的水溶性膳食纖維，可以降低血液中的三酸甘油脂、低密度脂蛋白膽固醇以及血糖，並且提高好的高密度脂蛋白膽固醇，進而抑制體內的脂肪合成，因此具有減脂的效果。

食用方式：餐前食用，依劑量可以分為兩餐。

劑量：每日最高 300 毫克

其他注意事項：對芒果過敏者可能會產生過敏反應

類型三：增加代謝效率

如果脂肪細胞已經經過前兩個階段，消化吸收、儲存累積，雖然傷害已經造成，但還能用「增加代謝效率」的方式補救。脂肪細胞處在一個動態平衡的狀況，隨時都在合成，也隨時都在分解，所以只要分解的速度提升，超過合成的速度，一樣可以減少脂肪的累積。這個階段的保健食品可能會藉由提昇基礎代謝率（讓你什麼事都不做就能多消耗一點點熱量）、增加脂肪能量應用比例、加速脂肪燃燒或者調整體質等方式來達到「更快代謝脂肪」的效果，常見的保健食品有咖啡因、肉鹼、共軛亞麻油酸、益生菌等。

咖啡因（caffeine）

機制：提升代謝，增加脂肪能量應用

咖啡因是日常生活中最容易攝取到的減重補充品，研究指出，攝取咖啡因可以提升休息狀態下的脂肪能量消耗。另外在運動前補充咖啡因，可以提升耐力運動能力，維持更高強度、更久的運動時間都是增加熱量消耗的關鍵。除此之外，也有研究指出，咖啡因影響脂肪能量消耗的作用也可應用於運動上，有攝取咖啡因的情況下，在運動時可以利用更高比例的脂肪能量。

除了從保健食品攝取咖啡因之外，日常生活中的咖啡也能喝到足夠劑量，建議在運動前 30 分鐘至 1 小時到超商購買大杯的美式（記得不要加糖）就能達到提升運動減脂的效果了。

食用方式：運動前 30 分鐘

劑量：每日上限 300 毫克

其他注意事項：如果喝咖啡會心悸的人須特別注意

肉鹼（Carnitine）

機制：加速脂肪燃燒

肉鹼平常存在於我們細胞的能量工廠「粒線體」內，負責將脂肪從外面帶進細胞工廠中燃燒、應用，類似搬運工的角色。如果搭配運動更能發揮 1 ＋ 1 ＞ 2 的效果，可以更快速的讓脂肪細胞分解、代謝。

食用方式：每日早或晚

劑量：每日 2~3 克

其他注意事項：避免跟肉類、大量胺基酸共同服用

共軛亞油酸（CLA, Conjugated linoleic acid）

機制：加速脂肪燃燒

共軛亞麻油酸是一種 omega-6 脂肪酸，可以加速分解脂肪，減少脂肪堆積。也有部分研究指出，共軛亞麻油酸可能可以幫助訓練後的肌肉生長，如果持續增加，長期來說基礎代謝率也會上升，更容易養成易瘦的體質，但這項功效仍未完全確認，還待更多的研究來證實。

食用方式： 餐前、餐後皆可食用

劑量： 每日攝取約 3 克（實驗目前較高劑量將近一日 7 克，尚無明顯副作用）

其他注意事項： 凝血功能不佳、異常者不可自行服用，需諮詢醫師與營養師。

益生菌（AKK、TWK10）

機制：調整體質

益生菌是近年來非常熱門的研究，腸胃道好壞與減重息息相關，腸道不僅管控消化吸收，更會分泌激素影響全身。目前減重相關的益生菌以 AKK 與 TWK10 這兩株菌株最為知名，AKK 菌是具有控制碳水化合物消化、吸收能力的益生菌，可以穩定血糖，改善胰島素抗性、減少脂肪堆積。另一支 TWK10 是運動益生菌，過去研究指出，只要運動再搭配補充 TWK10，可以得到更好的增肌減脂效果。

食用方式： 每日持續補充，餐前餐後皆可。

劑量： 無特別限制

其他注意事項：

1. 依照台灣法規，AKK 益生菌仍不可直接食用補充，因此需找相互

作用的其他菌種或幫助生長的益生質、後生元讓體內的 AKK 菌能自行增加。

2. 益生菌種類繁多，皆有競爭或協同作用，同時間建議以單一商品為主，避免補充過多反而漸少效益

類型四：加強營養補給

減重期間除了直接關係到脂肪分解的補充品外，同時也要考量到飲食、熱量減少的狀況下，營養是否均衡？如果缺少了關鍵的營養素，體內代謝、運轉的速度就會降低，甚至造成一些慢性發炎問題，這些都會導致體重卡關。減重最重要的營養素包含蛋白質以及各種微量營養素，蛋白質在菜單調整上有多安排肉、魚、蛋、豆製品等食物，一般來說是足夠的。

但如果常常忙碌沒時間備餐，或者運動後需要立即補充，這時候就建議可以乳清蛋白做為補充品；微量營養素則是可以從蔬果類中攝取，蔬菜類在菜單中是足夠的，但水果類因為採用低醣飲食，份量可能會稍微少了一點，這時候可以搭配一些濃縮、萃取過的蔬果酵素來補足微量營養素的營養。

乳清蛋白

機制：快速吸收，隨時都方便補充的蛋白質

乳清蛋白是運動族群最常食用的補充品，可以以最經濟實惠的價格吃到大量的蛋白質。乳清蛋白是從鮮奶萃取而來，去除掉大部分的脂肪跟碳水化合物，保留了最重要的蛋白質，純化過的蛋白質消化吸收速度快，可以更快速的喚醒肌肉修復、增加代謝。如果你有運動習慣，減重期間很建議在運動後立即補充 25 至 30 克的乳清蛋白（依個品牌建議）。若是今天

飲食肉類吃得不夠，也可以把乳清蛋白放在起床或睡前的時間補充，補齊整天的蛋白質。

食用方式：

1. 運動後 30 分鐘內
2. 每日起床或睡前

劑量：每次一份（依各品牌建議，一般約為 25 克左右蛋白質）

其他注意事項：

1. 補充品是用來彌補飲食中的不足，還是要從食物獲取營養為主，因此只建議運動後以及攝取不足時補充。
2. 若有乳糖不耐症問題，可以選擇「分離乳清」。

蔬果酵素

機制：提供多種維生素，維持身體機能

酵素分成兩種，一種是幫助消化吸收的「酶」，另外一種是蔬果發酵後的萃取液，有助減脂減重的是第二種「蔬果發酵萃取液」。蔬果發酵萃取液可以想像成是蔬果濃縮液，通常會選用多種蔬果進行發酵，發酵後會產生植化素、有機酸、維生素等有助於維持代謝的營養素，也因為使用的蔬果多，發酵出來的營養素會更加多元，所以可以濃縮的進行營養補給。

食用方式：可於起床時間或任何不會忘記的時間補充

劑量：每日一次或多次（依各品牌建議）

其他注意事項：製作過程若經過長期高溫可能會造成營養素流失，可以注意製程與萃取方式。

營養師教你21天吃出瘦習慣

作者	好食課營養師團隊
商周集團執行長	郭奕伶
商業周刊出版部	
總監	林雲
責任編輯	黃郡怡
封面設計	賴維明
內文排版	洪玉玲
食譜攝影	張晉瑞
出版發行	城邦文化事業股份有限公司 商業周刊
地址	115020 台北市南港區昆陽街16號6樓
	電話：(02)2505-6789　傳真：(02)2503-6399
讀者服務專線	(02)2510-8888
商周集團網站服務信箱	mailbox@bwnet.com.tw
劃撥帳號	50003033
戶名	英屬蓋曼群島商家庭傳媒股份有限公司城邦分公司
網站	www.businessweekly.com.tw
香港發行所	城邦（香港）出版集團有限公司
	香港灣仔駱克道193號東超商業中心1樓
	電話：(852) 2508-6231　傳真：(852) 2578-9337
	E-mail：hkcite@biznetvigator.com
製版印刷	中原造像股份有限公司
總經銷	聯合發行股份有限公司 電話：(02) 2917-8022
初版1刷	2023年7月
初版2.5刷	2024年7月
定價	380元
ISBN	978-626-7252-79-6（平裝）
EISBN	9786267252888（PDF）／9786267252895（EPUB）

國家圖書館出版品預行編目 (CIP) 資料

營養師教你 21 天吃出瘦習慣 / 好食課營養師團隊著 . -- 初版 . -- 臺北
市 : 城邦文化事業股份有限公司商業周刊, 2023.07
192 面 ; 17×22 公分
ISBN 978-626-7252-79-6(平裝)

1.CST: 減重 2.CST: 健康飲食

411.94　　　　　　　　　　　　　　　　　　　112008705

生命樹

Health is the greatest gift, contentment the greatest wealth.
~Gautama Buddha

健康是最大的利益，知足是最好的財富。 ——佛陀